全国卫生职业教育实验实训"十三五"规划教材

供口腔医学、口腔医学技术、口腔护理专业使用

口腔综合技能训练

主编　郝立辉　李　涛

北京科学技术出版社

图书在版编目（CIP）数据

口腔综合技能训练 / 郝立辉 , 李涛主编 . —北京：北京科学技术出版社，2017.8

全国卫生职业教育实验实训"十三五"规划教材：供口腔医学、口腔医学技术、口腔护理专业使用

ISBN 978-7-5304-8968-0

Ⅰ . ①口… Ⅱ . ①郝… ②李… Ⅲ . ①口腔科学—高等职业教育—教材 Ⅳ . ① R78

中国版本图书馆 CIP 数据核字（2017）第 062117 号

口腔综合技能训练

主　　编：郝立辉　李　涛
责任编辑：张青山
责任校对：贾　荣
责任印制：李　茗
封面设计：异一设计
版式设计：天露霖文化
出 版 人：曾庆宇
出版发行：北京科学技术出版社
社　　址：北京西直门南大街16号
邮政编码：100035
电话传真：0086-10-66135495（总编室）
　　　　　0086-10-66113227（发行部）　0086-10-66161952（发行部传真）
电子信箱：bjkj@bjkjpress.com
网　　址：www.bkydw.cn
经　　销：新华书店
印　　刷：北京盛通印刷股份有限公司
开　　本：787mm×1092mm　　1/16
字　　数：330千字
印　　张：14.25
版　　次：2017年8月第1版
印　　次：2017年8月第1次印刷
ISBN 978-7-5304-8968-0/ R · 2279

定　　价：68.00元

张宗伟（枣庄职业学院）

张海峰（扎兰屯职业学院）

陈华生（漳州卫生职业学院）

郎庆玲（黑龙江省林业卫生学校）

屈玉明（山西职工医学院）

胡景团（河南护理职业学院）

郭积燕（北京卫生职业学院）

戴艳梅（天津市口腔医院）

秘书长

马菲菲（天津医学高等专科学校）

林　欣（天津市口腔医院）

副秘书长

郭怡熠（天津市口腔医院）

委　员（以姓氏笔画为序）

马玉宏（黑龙江护理高等专科学校）

毛　静（枣庄科技职业学院）

方会英（枣庄职业学院）

刘巧玲（黑龙江省林业卫生学校）

苏光伟（安阳职业技术学院）

李　涛（石家庄医学高等专科学校）

张　华（扎兰屯职业学院）

胡雪芬（大兴安岭职业学院）

顾长明（唐山职业技术学院）

高巧虹（漳州卫生职业学院）

高秋香（山西职工医学院）

黄呈森（承德护理职业学院）

曹聪云（邢台医学高等专科学校）

梁　萍（北京卫生职业学院）

葛秋云（河南护理职业学院）

董泽飞（邢台医学高等专科学校）

熊均平（河南漯河医学高等专科学校）

视频审定专家（以姓氏笔画为序）

王　琳（北京大学口腔医院）

王　霄（北京大学第三医院）

王伟健（北京大学口腔医院）

牛光良（北京中西医结合医院）

冯小东（北京同仁医院）

教材评审委员会

冯向辉（北京大学口腔医院）

冯培明（北京中医药大学附属中西医结合医院）

成鹏飞（中国中医科学院眼科医院）

刘　刚（北京中医药大学附属中西医结合医院）

刘建彰（北京大学口腔医院）

刘静明（北京同仁医院）

李靖桓（首都医科大学附属北京口腔医院）

杨海鸥（北京同仁医院）

张　楠（首都医科大学附属北京口腔医院）

陈志远（北京同仁医院）

郑树国（北京大学口腔医院）

胡菁颖（北京大学口腔医院）

祝　欣（北京大学口腔医院第二门诊部）

姚　娜（北京大学口腔医院第二门诊部）

熊伯刚（北京中医药大学附属中西医结合医院）

编　者　名　单

主　编　郝立辉　李　涛

副主编　王建超　苏光伟

　　　　　高巧虹　郑　义

编　者（以姓氏笔画为序）

　　　　　王建超（唐山职业技术学院）

　　　　　闫朋朋（邢台医学高等专科学校）

　　　　　苏光伟（安阳职业技术学院）

　　　　　苏继华（安阳职业技术学院）

　　　　　李　涛（石家庄医学高等专科学校）

　　　　　范思维（唐山职业技术学院）

　　　　　郑　义（枣庄职业学院）

　　　　　孟　雅（唐山职业技术学院）

　　　　　郝立辉（邢台医学高等专科学校）

　　　　　高巧虹（漳州卫生职业学院）

　　　　　崔俊霞（邢台医学高等专科学校）

　　　　　魏江明（邢台医学高等专科学校）

前　言

　　本书为"全国卫生职业教育实验实训'十三五'规划教材（供口腔医学、口腔医学技术、口腔护理专业使用）"系列教材之一，旨在建立高职口腔医学实践技能测试标准。本书是以助理医师模拟三站式考试为蓝本，结合高职口腔教学特点，以实践技能考核为导向，融入人文、思辨、实践能力考核，以期通过"三位一体"训练，培养高素质实用型口腔医学人才。

　　为了使广大在校生能够更好地掌握正确、规范的口腔临床实践技能，我们按照 2016 年修订的国家执业医师资格考试实践技能考试大纲（口腔类别）撰写本书。本书编写过程中重点参考了 2016 年《国家执业医师考试实践技能应试指南》和 2015 年《口腔医学实践技能医师评分指南》。对大纲所列实践考核项目的内容逐一详细介绍，以期帮助广大在校生提前熟悉实践技能考试形式及模式，为日后通过考试打下良好基础。

　　实践技能考试是国家执业医师资格考试的重要组成部分，应试者须先通过实践技能考试才能获得参加医学综合笔试的资格。口腔类别的实践技能考试重点是考查应试者对口腔医学基本临床技能的掌握情况、实际动手操作的水平以及综合运用所学理论和知识分析、解决临床实际问题的能力。考查内容包括职业素质、口腔疾病基本诊治技术和口腔疾病临床诊疗思辨 3 个部分。

　　口腔疾病基本诊疗技术的考核是口腔类别实践技能考试的重点，在整个考试中所占的比例最大，充分体现口腔医学的临床特色。各考试项目均要求应试者动手实践操作，以检查其对这些基本技术的应用是否规范、熟练、准确、到位。该部分的考核又包括 3 个方面：一为口腔疾病基本检查和诊断技术，考查内容包括医院交叉感染控制、口腔及颌面部基本检查、口腔及颌面部影像学检查、实验室检查和血压测量；二为口腔疾病基本治疗技术，考查内容包括刷牙指导、窝沟封闭术、口腔局部麻醉、磨牙Ⅱ类洞制备术、磨牙开髓术、龈上洁治术、牙槽脓肿切开引流术、牙拔除术、口内缝合术、颌面部绷带包扎技术、牙列印模制取、磨牙铸造金属全冠的牙体预备以及磨牙邻𬌗面嵌体的牙体预备等13项技术；三为急救技术，考查内容包括吸氧术、人工呼吸和胸外心脏按压。本书将其分解归纳成29项实训内容，重点内容均录制了高清视频供学生观摩，以加强学生对操作内容的理解和掌握。

本教材编写过程中，得到了各编写单位的大力支持，特此致谢。还要特别感谢视频录制和编辑团队的不辞劳苦。由于编写时间仓促难免会有纰漏，恳请同行不吝赐教，以期改进。

口腔综合技能训练编写组

2017 年 4 月

目　录

实训一

六步洗手法

扫描二维码，观看操作视频

无菌操作是口腔操作中避免手术伤口感染的一种预防措施。口腔颌面部存在的腔窦是细菌寄生和繁殖的"温床"，术后发生感染的机会较多，故口腔操作中必须严格遵循无菌操作原则，进行彻底的消毒和灭菌，以防术后感染和交叉感染，保证手术效果、减少并发症的发生。医护人员在治疗前应首先洗手以切断通过手传播的感染途径。

技术操作

一、目的

清除手部皮肤污垢、皮屑和大部分暂住菌，切断通过手传播感染的途径。

二、操作步骤

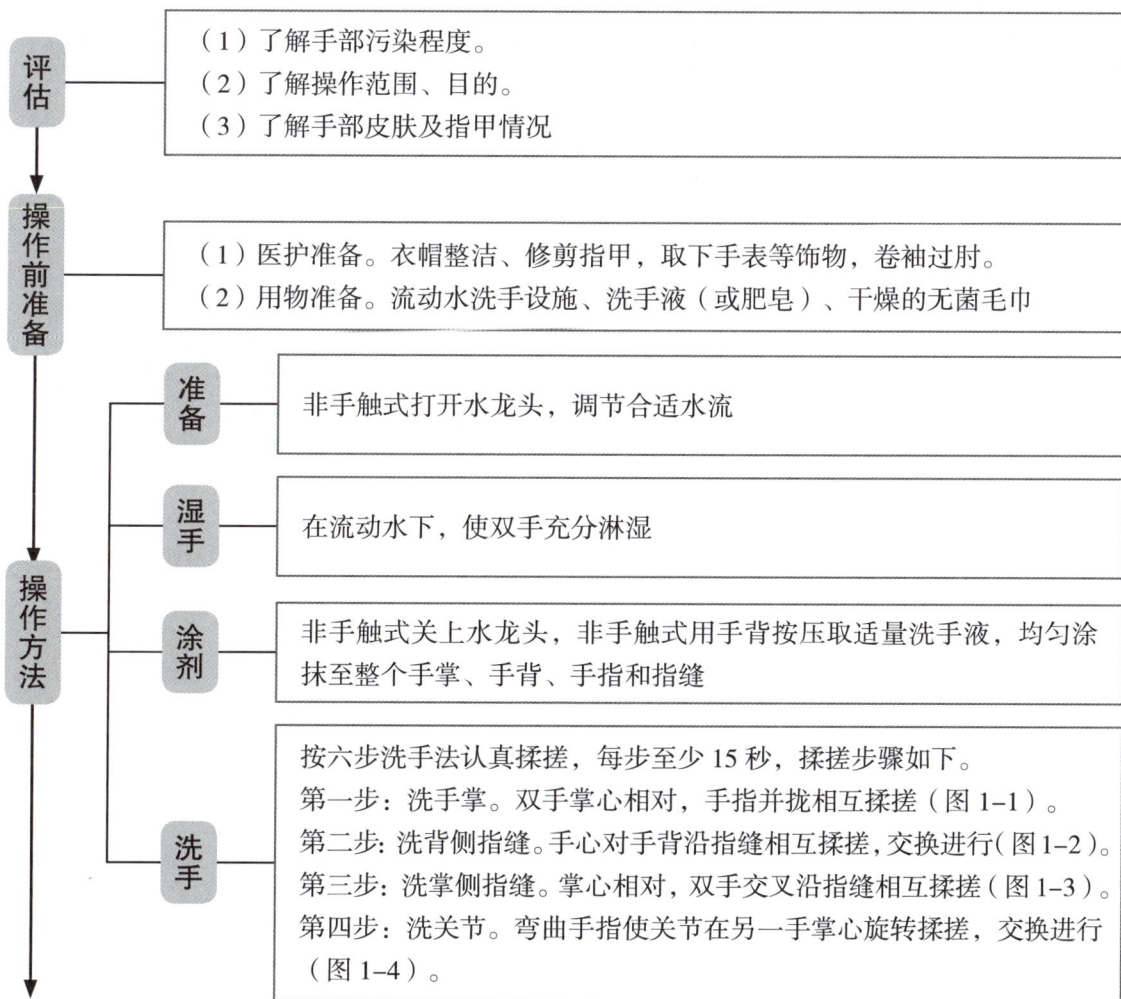

评估
（1）了解手部污染程度。
（2）了解操作范围、目的。
（3）了解手部皮肤及指甲情况

操作前准备
（1）医护准备。衣帽整洁、修剪指甲，取下手表等饰物，卷袖过肘。
（2）用物准备。流动水洗手设施、洗手液（或肥皂）、干燥的无菌毛巾

操作方法

准备 非手触式打开水龙头，调节合适水流

湿手 在流动水下，使双手充分淋湿

涂剂 非手触式关上水龙头，非手触式用手背按压取适量洗手液，均匀涂抹至整个手掌、手背、手指和指缝

洗手 按六步洗手法认真揉搓，每步至少15秒，揉搓步骤如下。
第一步：洗手掌。双手掌心相对，手指并拢相互揉搓（图1-1）。
第二步：洗背侧指缝。手心对手背沿指缝相互揉搓，交换进行（图1-2）。
第三步：洗掌侧指缝。掌心相对，双手交叉沿指缝相互揉搓（图1-3）。
第四步：洗关节。弯曲手指使关节在另一手掌心旋转揉搓，交换进行（图1-4）。

操作方法

洗手

第五步：洗拇指。一手握另一手大拇指旋转揉搓，交换进行（图1-5）。

第六步：洗指尖。五指指尖并拢，在另一手掌心旋转揉搓，交换进行（图1-6）

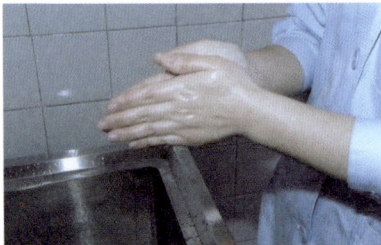

图1-1　洗手掌

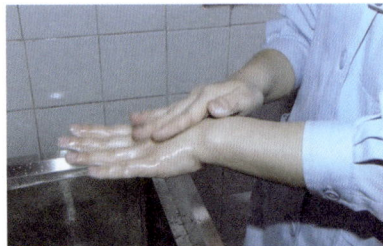

图1-2　洗背侧指缝

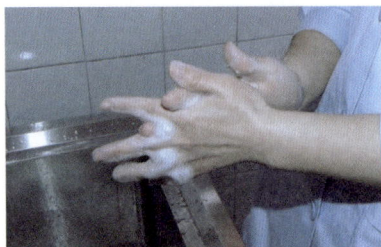

图1-3　洗掌侧指缝

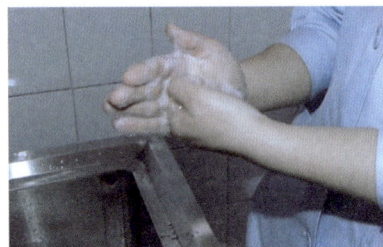

图1-4　洗关节

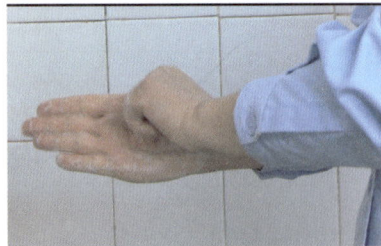

图1-5　洗拇指

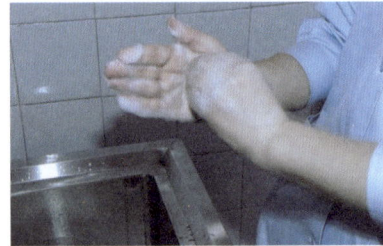

图1-6　洗指尖

冲净

非手触式打开水龙头，在流动水下彻底冲洗双手，冲洗时双手不可下垂，防止水从指尖处流下（图1-7）

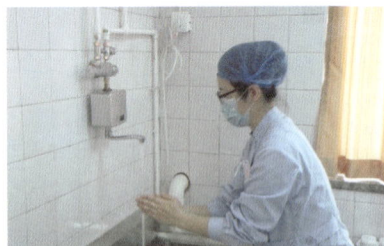

图1-7　正确的冲净方式

干手

非手触式关闭水龙头，取无菌毛巾擦干。擦手时毛巾不应先全部打开，应一面一面打开擦，手背擦干时应从指尖到手腕方向擦拭

三、注意事项

（1）洗手前应摘掉戒指等饰物，修剪指甲，并去除指甲下的污垢。

（2）洗手方法正确，手的各个部位都要清洗到位，注意指尖、指缝、拇指和指关节等处。

（3）洗手液应均匀涂抹于手部。

知识链接

1.**口腔执业医师实践技能考试第一站考试内容** 包括无菌操作、口腔一般检查、特殊检查及职业素质。考试过程中注重考查考生无菌观念、爱伤意识、器械的正确使用和医患体位。考试方法：两位学生现场操作并如实填写口腔检查表。本节六步洗手法是无菌操作项目的其中一项，为第一考站必考项目。注意考试时应穿工作服，着装整洁，戴帽子、口罩，准备好一次性口腔器械，调整椅位，再进行洗手。

2.**评分标准（表1-1）**

表1-1 六步洗手法评分标准

学生姓名		性别		年龄		班级	
练习项目	项目细化		权重分	评分		备注	
洗手	除去饰品，剪指甲		0.2				
	六步洗手法洗手		0.6				
	流动水冲洗		0.2				
	合计		1				
教师签名：							

测试题

简答题

1. 洗手或手卫生消毒指征有哪些?

答:(1)直接接触每个患者前后或从同一患者身体的污染部位移动到清洁部位时。

(2)接触患者黏膜、破损皮肤或伤口前后,接触患者的体液、血液、分泌物、排泄物、伤口敷料等之后。

(3)穿脱隔离衣前后,摘手套后。

(4)进行无菌操作前,接触清洁、无菌物品前。

(5)接触患者周围环境或物品后。

(6)处理药物或配餐前。

2. 洗手或手卫生消毒的原则是什么?

答:(1)当手部有血液或其他体液等肉眼可见的污染时,应用皂液和流动水洗手。

(2)手部没有可见污染时,宜使用速干手消毒剂,消毒双手代替洗手。

(3)在下列情况下应先洗手,再进行手卫生消毒:接触患者的血液、体液、分泌物,以及被传染性致病微生物污染的物品后;直接为传染病患者进行检查、治疗、护理或处理传染病患者污物之后。

3. 六步洗手法有哪些注意事项?

答:(1)洗手前应摘掉戒指等饰物,指甲长者应修剪,并去除指甲下的污垢。

(2)洗手方法正确,手的各个部位都要清洗到位,注意指尖、指缝、拇指和指关节等处。

(3)洗手液应均匀涂抹于手部。

(4)注意调节合适水温、水流,避免污染周围环境。

实训二

戴无菌手套

扫描二维码，观看操作视频

　　戴无菌手套的目的是防止患者身上的微生物感染医务人员，同时防止医务人员自身的菌群传给患者并减少患者之间的传播机会，进行医疗护理操作时，确保无菌效果。戴无菌手套是口腔各科操作的基本功之一，须牢固掌握。

技术操作

一、目的

执行某些无菌操作或接触某些无菌物品时，须戴无菌手套，以保证操作的无菌性。

二、操作步骤

评估	能够正确戴无菌手套，以保证操作的无菌性

操作前准备	（1）医护准备。衣帽整洁、仪表符合要求。 （2）用物准备。①无菌手套包；②口罩；③帽子；④指甲刀；⑤手术衣

操作方法	准备	（1）洗手，戴口罩、帽子，修剪指甲，取下手表。 （2）穿好无菌手术衣后，选取与自己手尺码一致的手套
	戴手套步骤	（1）用两手分别捏住两只手套的翻折部分（手套内面）取出手套。用右手捏住两只手套的翻折部分，使两只手套拇指相对，先用右手插入右手手套内（图2-1），注意勿触及手套外面。 （2）将已戴好手套的右手指插入左手套的翻折部分（手套外面），帮助左手插入左手手套内（图2-2），已戴手套的右手不可触碰左手皮肤。 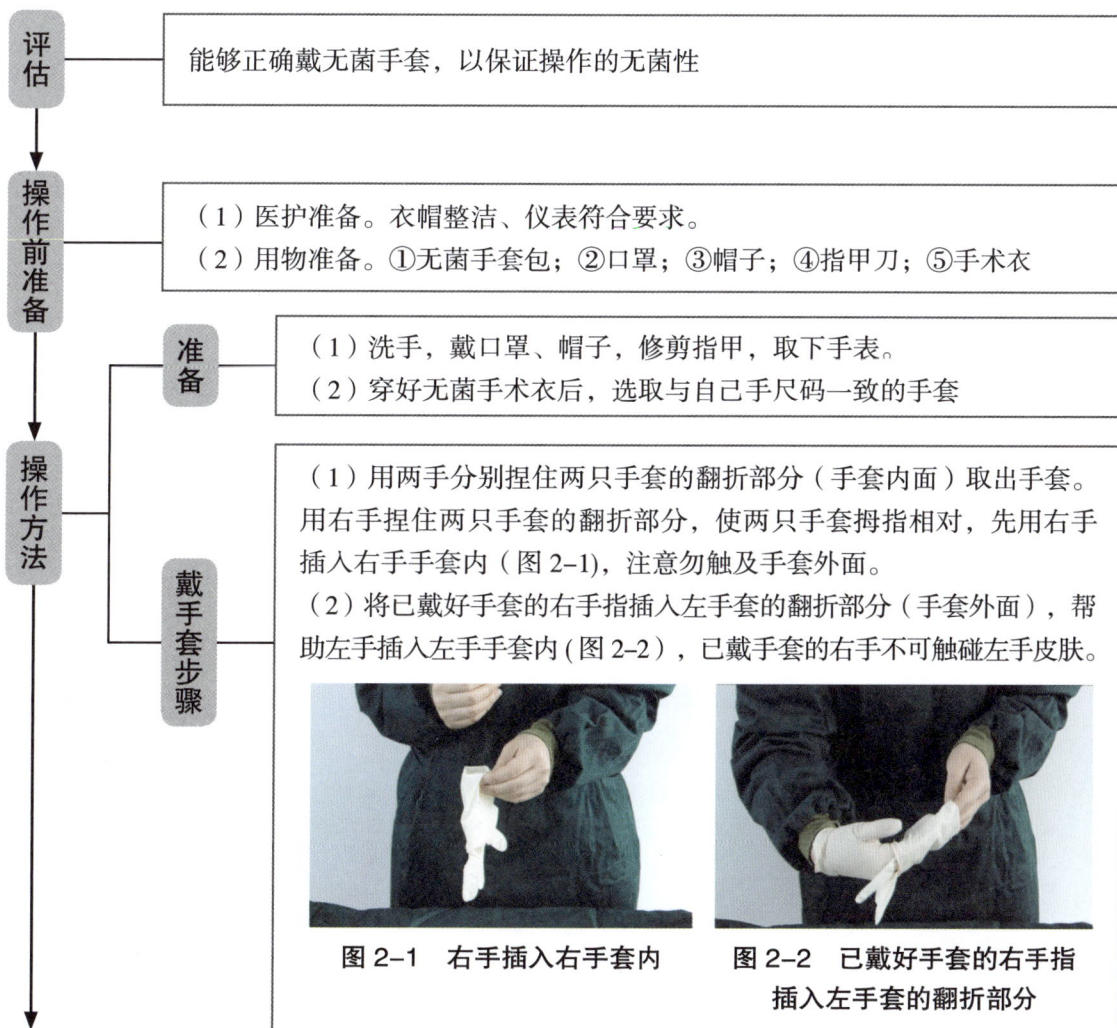 图2-1　右手插入右手套内　　图2-2　已戴好手套的右手指插入左手套的翻折部分

<table>
<tr>
<td rowspan="5">操作方法</td>
<td>戴手套步骤</td>
<td>（3）将手套翻折部翻回套压住手术衣袖口（图2-3）。
（4）双手对合交叉调整手套位置

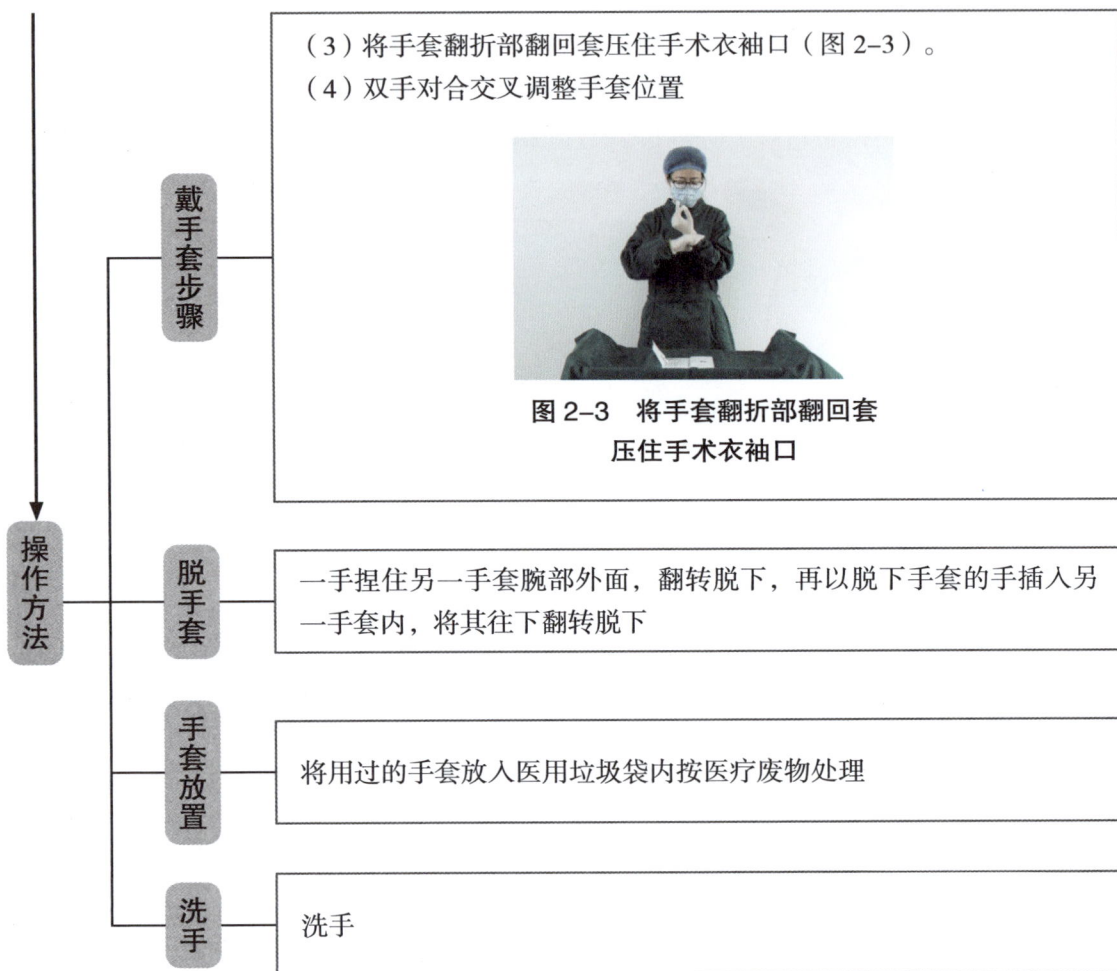
图2-3　将手套翻折部翻回套
压住手术衣袖口</td>
</tr>
<tr>
<td>脱手套</td>
<td>一手捏住另一手套腕部外面，翻转脱下，再以脱下手套的手插入另一手套内，将其往下翻转脱下</td>
</tr>
<tr>
<td>手套放置</td>
<td>将用过的手套放入医用垃圾袋内按医疗废物处理</td>
</tr>
<tr>
<td>洗手</td>
<td>洗手</td>
</tr>
</table>

三、注意事项

（1）未戴手套的手不可触及手套外面，只允许接触手套套口的翻折部分，戴手套的手不能触及未戴手套的手及手套的内面。

（2）手套破裂或污染，应立即更换。

（3）脱手套时应翻转脱下，不可用力强拉手套边缘或手指部分，勿使手套外面（污染面）接触到皮肤。

（4）在手术开始前，双手应放于胸前，切勿任意下垂或高举。

知识链接

1. **口腔执业医师实践技能考试第一站第一项考试内容** 包括洗手、戴手套、口腔黏膜消毒。考试过程中注重考查考生无菌观念、爱伤意识、器械的正确使用和医患体位。考试方法：学生自主戴手套。正确戴手套是无菌操作项目的其中一项，为第一考站必考项目。

2. **评分标准（表2-1）**

表2-1　戴无菌手套评分标准

学生姓名		性别		年龄		班级	
练习项目	项目细化		权重分	评分		备注	
	操作准备		0.2				
	操作过程		0.6				
	质量评估		0.2				
合计			1				
教师签名：							

测试题

简答题

1. 戴手套的准备内容有哪些?

答:(1)实训用品。无菌手套包、口罩、帽子、指甲刀、白大褂。

(2)术者准备。洗手,戴口罩、帽子,修剪指甲,取下手表。

2. 简述戴手套的操作过程。

答:用两手分别捏住两只手套的翻折部分(手套内面)取出手套,用右手捏住手套的翻折部分,使两只手套拇指相对,先用右手插入右手手套内,注意勿触及手套外面;再将已戴好手套的右手 2~5 指插入左手手套的翻折部分(手套外面),帮助左手插入左手套内,双手对合交叉调整手套位置,已戴手套的右手不可触碰左手皮肤。然后将手套翻折部翻回套压住手术衣袖口。

3. 戴手套的注意事项有哪些?

答:(1)未戴手套的手不可触及手套外面,只允许接触手套套口的向外翻折部分,戴手套的手不能触及未戴手套的手及手套的内面。

(2)发现手套破裂或污染应立即更换。

(3)脱手套时应翻转脱下,不可用力强拉手套边缘或手指部分,勿使手套外面(污染面)接触到皮肤。

(4)在手术开始前,双手应放于胸前,切勿任意下垂或高举。

实训三

口腔黏膜消毒

扫描二维码，观看操作视频

　　无菌操作是外科手术中避免手术伤口感染的一种预防措施。口腔颌面部由于其特殊的解剖结构，术后发生感染的机会较多，因此，口腔颌面外科手术必须严格遵循无菌操作原则，进行彻底的消毒和灭菌，防止术后感染和交叉感染，保证手术效果、减少手术并发症的发生。

技术操作

一、目的
消灭拟做切口处及其周围口腔黏膜上的细菌。

二、操作步骤

| 评估 | 选择合适的消毒剂，根据创口感染与否选择合适的口腔黏膜消毒方法 |

| 操作前准备 | 一次性口腔器械盒、棉签、1% 碘酊、0.1% 氯己定（洗必泰）、75% 酒精、碘伏、0.1% 苯扎溴铵（新洁尔灭） |

操作方法　非感染创口

嘱患者张口，术者左手持口镜牵开患者唇颊部或舌，暴露手术区域，首先用干棉球拭干术区（图 3-1），然后用浸有消毒液 (1% 碘酊) 的棉球擦拭术区（图 3-2）。涂消毒液时，应由手术区中心部向四周涂擦（图 3-3）

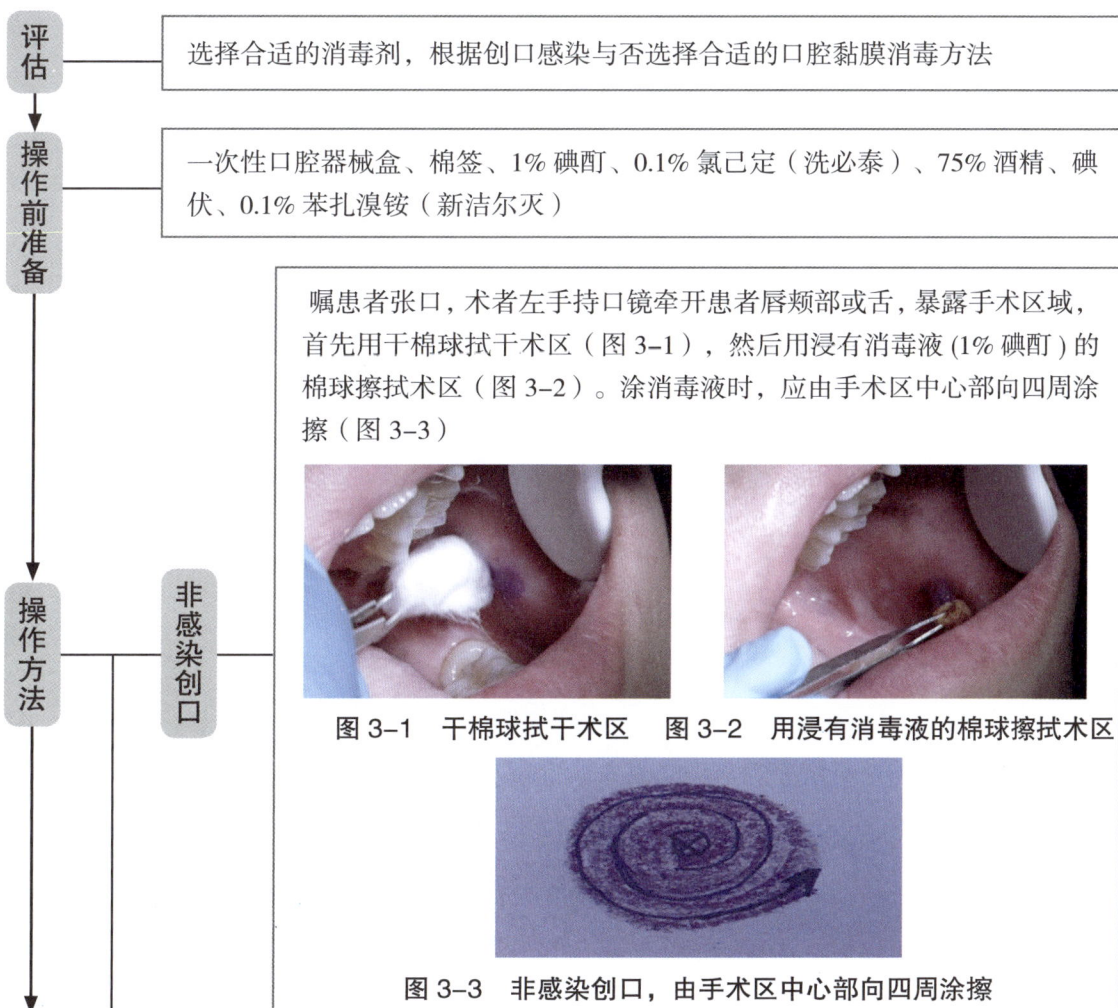

图 3-1　干棉球拭干术区　　图 3-2　用浸有消毒液的棉球擦拭术区

图 3-3　非感染创口，由手术区中心部向四周涂擦

操作方法

感染创口

嘱患者张口，术者左手持口镜牵开唇颊部或舌，暴露手术区域，自手术区外周向感染伤口处涂擦（图3-4）

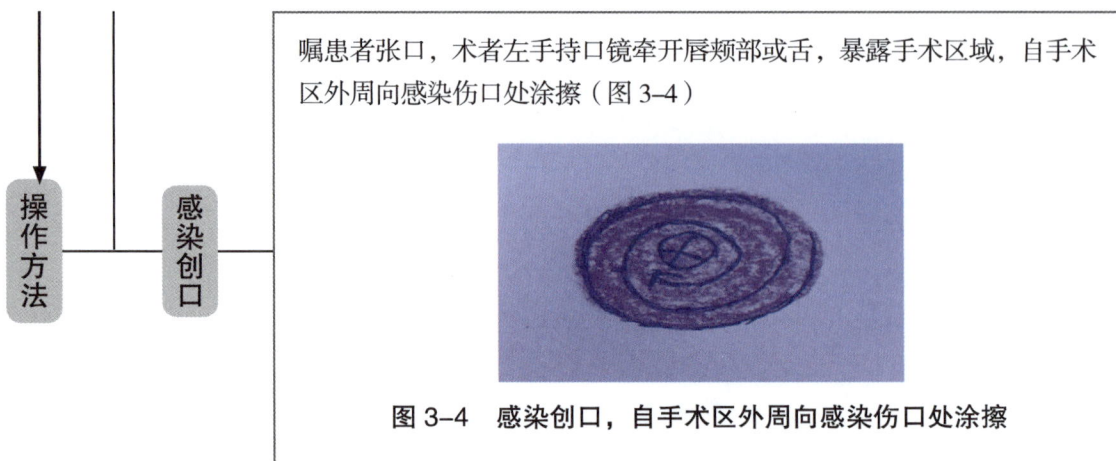

图3-4 感染创口，自手术区外周向感染伤口处涂擦

三、注意事项

（1）术区在使用消毒剂之前先用干棉球擦干。

（2）涂擦消毒剂方式应根据创口情况选择操作方法，不可胡乱涂抹。

（3）消毒剂不可蘸取过多，以防涂擦时在黏膜表面流淌。

（4）在进行口腔黏膜活组织检查时，不宜采用碘及其他有色药物消毒，以防造成组织染色，可以采用70%酒精。

（5）消毒时一般取2支消毒干棉签，用其中一支蘸取消毒液涂擦待消毒处，用另一支干棉签拭去多余的药液。

▌知识链接

1. 口腔执业医师实践技能考试第一站无菌操作内容　包括洗手、戴手套、口腔黏膜消毒。考试过程中注重考查考生无菌观念、爱伤意识、器械的正确使用和医患体位。本节口腔黏膜消毒是无菌操作项目的其中一项，为第一考站必考项目。考试方法：学生互相操作，按考官指定部位消毒。

2. 评分标准（表3-1）

表3-1 口腔黏膜消毒评分表

学生姓名		性别		年龄		班级	
练习项目	项目细化		权重分	评分		备注	
口腔黏膜消毒	消毒剂的正确选择		0.8				
	干棉球擦干术区		0.6				
	消毒剂擦拭方式		0.6				
合计			2				
教师签名：							

测试题

简答题

1. 口腔黏膜消毒常用的消毒液有哪些?

答:1% 碘酊、0.1% 氯己定(洗必泰)、75% 酒精、碘伏、0.1% 苯扎溴铵(新洁尔灭)。

2. 常见的口腔黏膜消毒方法分为哪几类?

答:两类,非感染无菌创口消毒和感染创口消毒。

3. 非感染无菌创口如何消毒?

答:嘱患者张口,术者左手持口镜牵开患者唇颊部或舌,暴露手术区域,首先用干棉球拭干术区,然后用浸有消毒液(1% 碘酊)的棉球擦拭术区。涂消毒液时,应由术区中心向四周涂擦。

实训四

口腔一般检查

扫描二维码，观看操作视频

　　口腔一般检查是口腔执业（助理）医师实践技能考试必考内容，包括视诊、探诊、叩诊、扪诊和松动度的检查。每项检查操作前，应向被检查者做适当的说明，检查动作应尽量轻柔。考试要求两位考生互为医患，完成检查并填写检查表。操作过程中考生须口述操作目的及注意事项。

技术操作

一、目的

　　口腔一般检查包括视诊、探诊、叩诊、扪诊和松动度的检查，定期口腔检查对于口腔疾病的早期发现以及早期治疗具有重要的意义。

二、操作步骤

| 评估 | （1）了解患者口腔一般情况。
（2）了解检查方法及目的 |

| 操作前准备 | （1）医师准备。医师应仪表稳重，着装整洁，修剪指甲、穿白大褂、戴口罩，洗手后戴无菌手套。
（2）器械准备。一次性口腔器械盒、一次性无菌手套、银汞充填器 |

| 操作方法 | 医患体位 | （1）椅位调整。正确调节牙科治疗椅和照明灯（图4-1）。
（2）医师坐于治疗椅的右前方或右后方，肘关节与患者口腔在同一平面高度。
（3）患者取仰卧位，检查上颌牙时患者咬合平面与地面成45°～90°（图4-2），检查下颌牙时咬合平面与地面平行（图4-3） |

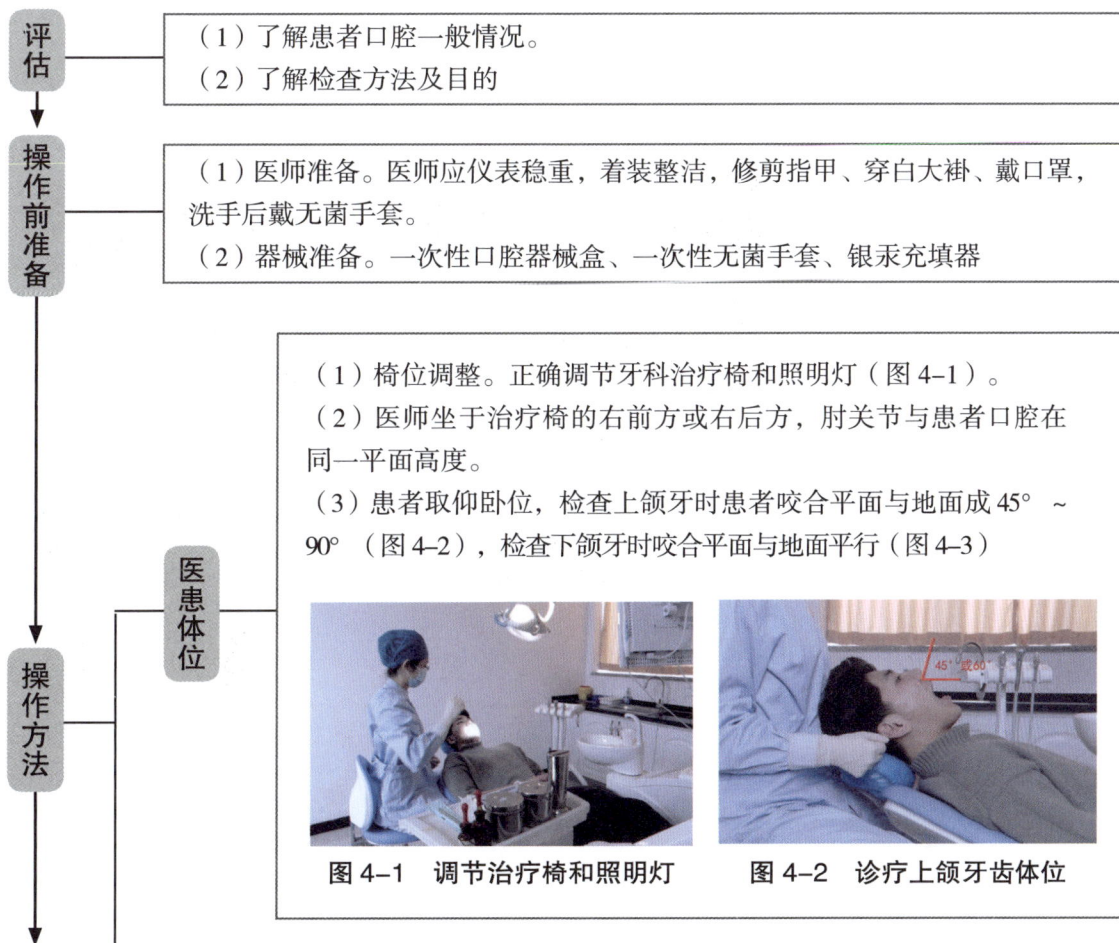

图4-1　调节治疗椅和照明灯　　图4-2　诊疗上颌牙齿体位

操作方法

视诊+探诊

口腔检查操作

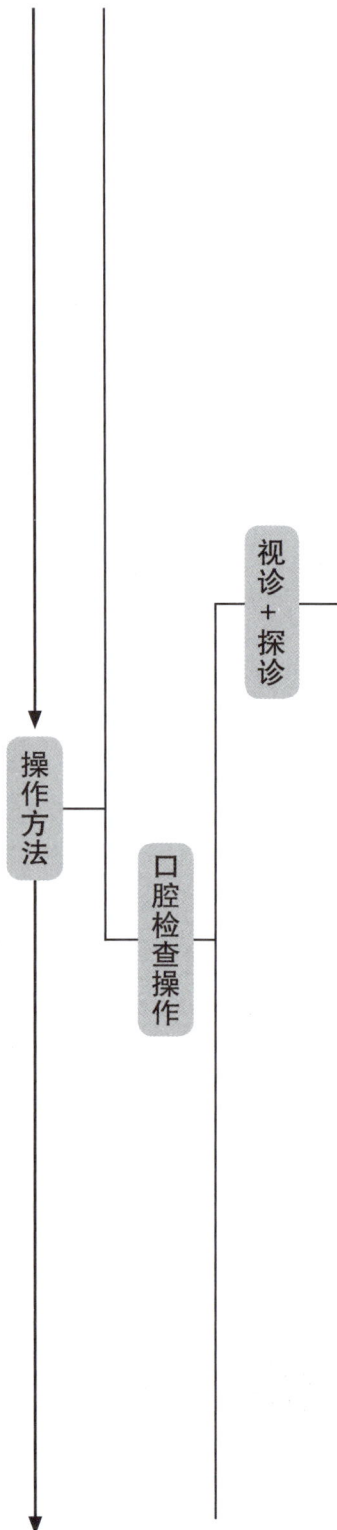

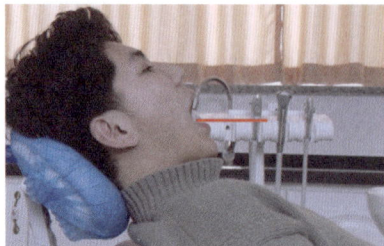

图 4-3　诊疗下颌牙齿体位

包括患者的全身健康状况、口腔颌面部和软组织情况、牙齿和牙列情况等。

（1）选择探针及检查顺序。应选择 5 号镰形探针（图 4-4）。探诊顺序依次为右上象限、左上象限、左下象限（图 4-5）、右下象限，行全口牙的检查。

（2）器械握持方式及支点。左手持口镜，右手以中指、环指靠在邻牙上作为支点。

（3）探针的使用。探针三弯端检查牙齿邻面（图 4-6），大弯端检查牙齿其他面（图 4-7）

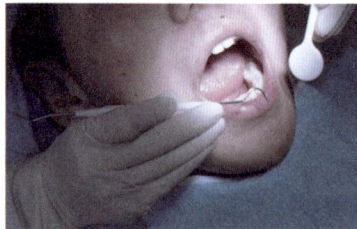

图 4-4　镰形探针

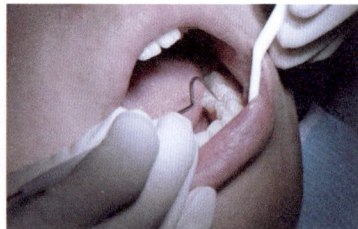

图 4-5　检查左下象限

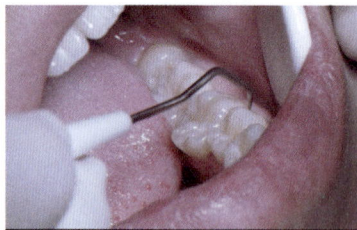

图 4-6　探针三弯端检查牙齿邻面

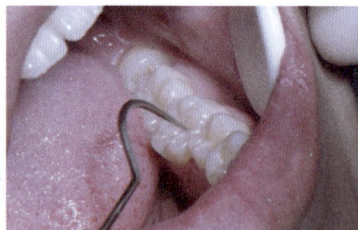

图 4-7　探针大弯端检查𬌗面

操作方法 — 口腔检查操作

叩诊

（1）器械选择。选择带有平头末端的手持金属器械，如银汞充填器柄、金属口镜柄（图4-8）。

（2）叩诊动作。用器械垂直向（图4-9）和水平向（图4-10）轻轻叩击牙齿。

（3）叩诊顺序。先叩诊正常邻牙作为对照牙，再叩诊患牙，叩诊力量先轻后重。

（4）叩诊结果描述。叩痛（–）表示用适宜的力量叩诊患牙反应同正常牙；叩痛（±）表示用适宜的力量叩诊患牙感觉不适；叩痛(+)表示用重于适宜的力量叩诊，引起患牙轻痛；叩痛(+++)表示用轻于适宜的力量叩诊，引起患牙剧烈疼痛；叩痛(++)表示患牙的叩痛反应介于叩痛(+)和叩痛(+++)之间

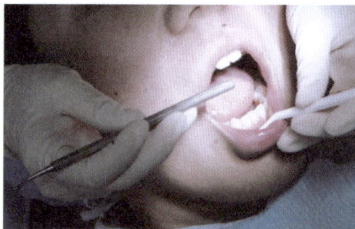

图4-8 银汞充填器柄

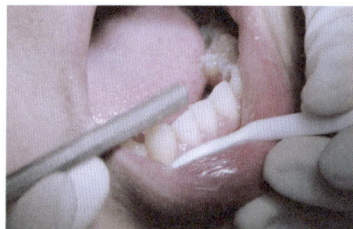

图4-9 垂直向叩击牙齿

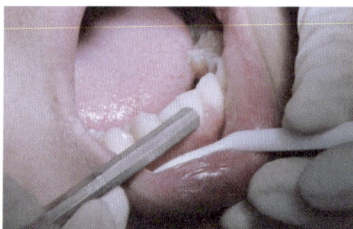

图4-10 水平向叩击牙齿

扪诊

（1）根尖部扪诊手法。用示指指腹扪压根尖部牙龈（考官指定牙位）（图4-11）。

（2）脓肿扪诊手法。用示指和中指轻轻交替压迫脓肿可能发生的部位，检查是否有波动感（考官指定牙位）（图4-12）

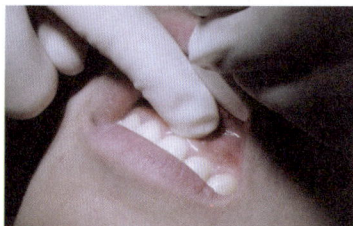

图4-11 根尖部扪诊

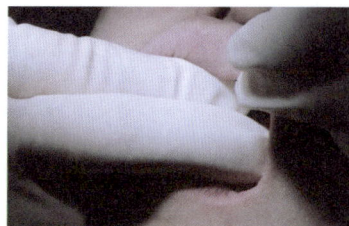

图4-12 脓肿扪诊

操作方法 — 口腔检查操作 — 松动度检查

（1）器械选择：镊子。

（2）器械放置位置（考官指定区段）。检查前牙时用镊子夹持切缘（图 4-13），检查后牙则将镊子并拢后放在咬合面沟裂中央（图 4-14）。

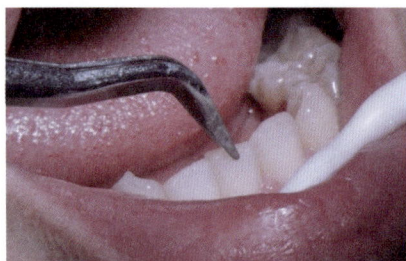

图 4-13　检查前牙松动度

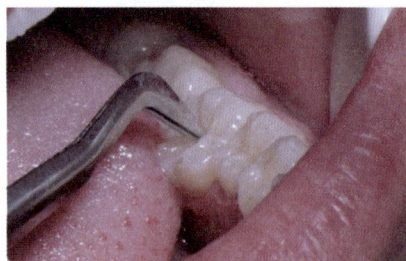

图 4-14　检查后牙松动度

（3）检查动作。做唇（颊）舌向、近远中向和上下向摇动牙齿，观察牙齿松动度。

（4）松动度结果描述。临床上常用的牙松动度记录方法如下。①以毫米计算松动度。I 度松动，松动幅度在 1mm 以内；Ⅱ度松动，松动幅度在 1 ~ 2mm；Ⅲ度松动，松动幅度大于 2mm。②以牙冠松动方向计算松动度。I 度松动，颊（唇）舌（腭）方向松动；Ⅱ度松动，颊（唇）舌（腭）方向松动，伴有近远中方向松动；Ⅲ度松动，颊（唇）舌（腭）方向松动，伴有近远中方向松动和垂直方向松动。

（5）口镜的用法。①握持和牵拉。用左手拇指、示指和中指握持口镜，使用适当力量用口镜镜面部位牵拉口角。②观察。转动口镜至合适位置，利用口镜反射使光线集中于被检查部位，使被检查部位可以被观察到。用口镜反映不能直视的检查部位

口腔一般检查记录表

[两考生互为医患实施操作]

检查者：_____ 姓名：_____ 性别：□男□女

检查日期：__ 年 ___ 月 __ 日

[口腔一般检查记录]

1. 全口牙列检查结果。

（1）牙体视诊和探诊检查结果。

牙体情况符号：	0. 无异	4. 牙缺失
	1. 有龋	5. 牙体损伤
	2. 有充填体无龋	6. 牙发育有异常
	3. 有充填体有龋	

牙位

18	17	16	15	14	13	12	11	21	22	23	24	25	26	27	28
48	47	46	45	44	43	42	41	31	32	33	34	35	36	37	38

（2）考官指定部位的检查结果(在牙列式上写出牙位,并在结果相应处画"O")。

叩诊：牙位十　　结果：—、±、+、++、+++

松动度：牙位十　　结果：0°、I°、II°、III°

根尖部扪诊：牙位十　　结果：无有

2. 口腔其他情况的视诊结果　如未见异常在相应处用"√"表示,请用牙列式和（或）文字记录异常所见。

（1）口腔颌面部情况：未见异常□；异常表现 _____

（2）口腔软组织情况：未见异常□；异常表现 _____

（3）牙列：未见异常□；异常表现 _____

（4）阻生牙：无□；有（牙位、类型）_____

（5）修复体：无□；有（牙位、类型）_____

操作方法

口腔检查记录表

三、注意事项

（1）医患体位要正确。

（2）加强无菌观念。

（3）加强爱伤观念。比如叩诊时应向患者说明且不应用力过大，先从健康牙轻轻开始，后叩击患牙，如无明显反应时，可稍用力进行比较。

知识链接

1. 口腔执业医师实践技能考试第一站考试内容 包括无菌操作、口腔一般检查、特殊检查及职业素质。考试过程中注重考查考生无菌观念、爱伤意识、器械的正确使用和医患体位。考试方法：两位学生现场操作并如实填写口腔检查表。本书口腔一般检查是基本操作项目的其中一项，为第一考站必考项目。注意考试时应在戴手套前调整椅位，对准光源，避免戴手套后交叉感染，然后再做口腔一般检查。

2. 评分标准（表4-1）

表4-1　口腔一般检查评分标准

学生姓名		性别		年龄		班级	
练习项目	项目细化		权重分		评分	备注	
一般检查	医患体位		1.5				
	探诊		1.5				
	扪诊（考官指定牙位）		1.5				
	叩诊（考官指定牙位）		1.5				
	松动度（考官指定牙位）		1.5				
	口镜的使用		1.5				
	口腔检查表		3				
合计			12				
教师签名：							

测试题

简答题

1.口腔一般检查包括哪些内容?

答:视诊、探诊、叩诊、扪诊、松动度检查。

2.叩诊结果的描述分哪5级?

答:叩痛(－),叩痛(±),叩痛(＋),叩痛(＋＋),叩痛(＋＋＋)。

3.牙齿的松动度结果如何描述?

答:(1)以毫米计算松动度。Ⅰ度松动:松动幅度在1mm以内;Ⅱ度松动,松动幅度在1～2mm;Ⅲ度松动,松动幅度大于2mm。

(2)以牙冠松动方向计算松动度。Ⅰ度松动,颊(唇)舌(腭)方向松动;Ⅱ度松动,颊(唇)舌(腭)方向松动,伴有近远中方向松动;Ⅲ度松动,颊(唇)舌(腭)方向松动,伴有近远中方向松动和垂直方向松动。

实训五

咬合关系检查

扫描二维码，观看操作视频

咬合关系检查是指观察并记录患者上下颌牙列咬合在牙尖交错殆时上下颌牙的咬合关系，内容包括磨牙的近远中咬合关系、前牙覆殆与覆盖关系以及中线位置关系。

技术操作

一、目的
记录患者上下颌牙列咬合在牙尖交错殆时上下颌牙的咬合关系。

二、操作步骤

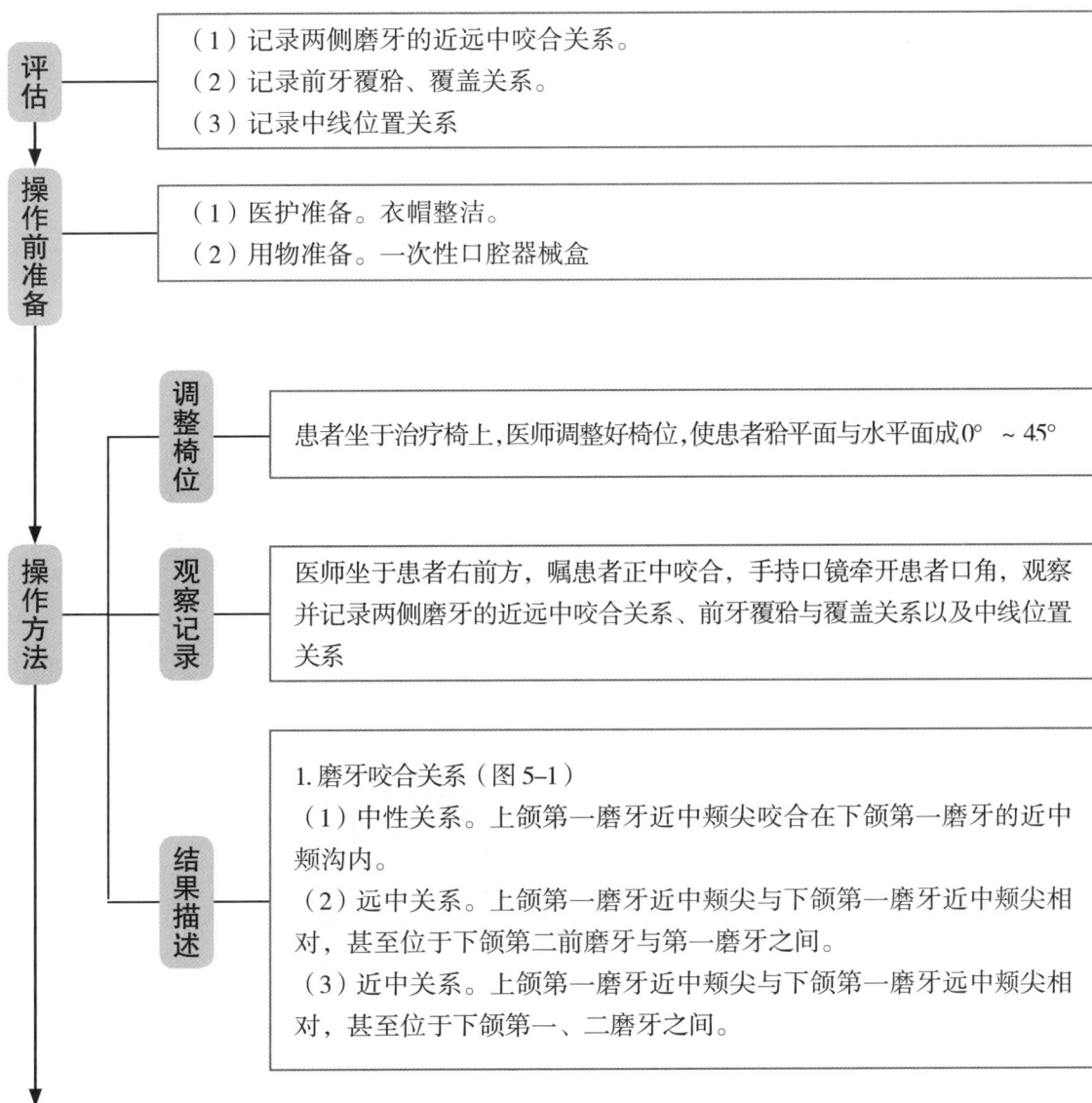

评估
（1）记录两侧磨牙的近远中咬合关系。
（2）记录前牙覆殆、覆盖关系。
（3）记录中线位置关系

操作前准备
（1）医护准备。衣帽整洁。
（2）用物准备。一次性口腔器械盒

操作方法

调整椅位
患者坐于治疗椅上，医师调整好椅位，使患者殆平面与水平面成0°～45°

观察记录
医师坐于患者右前方，嘱患者正中咬合，手持口镜牵开患者口角，观察并记录两侧磨牙的近远中咬合关系、前牙覆殆与覆盖关系以及中线位置关系

结果描述
1.磨牙咬合关系（图5-1）
（1）中性关系。上颌第一磨牙近中颊尖咬合在下颌第一磨牙的近中颊沟内。
（2）远中关系。上颌第一磨牙近中颊尖与下颌第一磨牙近中颊尖相对，甚至位于下颌第二前磨牙与第一磨牙之间。
（3）近中关系。上颌第一磨牙近中颊尖与下颌第一磨牙远中颊尖相对，甚至位于下颌第一、二磨牙之间。

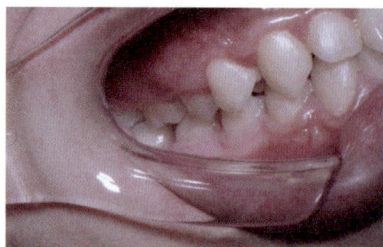

图 5-1　磨牙咬合关系图

2. 前牙覆𬌗、覆盖关系

（1）覆𬌗。是指上前牙切缘覆盖下前牙唇面的垂直距离（图 5-2）。

1）Ⅰ度深覆𬌗。上前牙切缘覆盖下前牙唇面在 1/3 ~ 1/2 者。

2）Ⅱ度深覆𬌗。上前牙切缘覆盖下前牙唇面在 1/2 ~ 2/3 者。

3）Ⅲ度深覆𬌗。上前牙切缘覆盖下前牙唇面大于 2/3，下前牙咬在上前牙腭侧龈组织上。

（2）覆盖。是指上前牙切缘至下前牙唇面的水平距离（图 5-3）。其距离在 3mm 以内为正常，超过者为深覆盖。

1）Ⅰ度深覆盖。上前牙切缘至下前牙唇面的水平距离在 3 ~ 5mm 者。

2）Ⅱ度深覆盖。上前牙切缘至下前牙唇面的水平距离在 5 ~ 7mm 者。

3）Ⅲ度深覆盖。上前牙切缘至下前牙唇面的水平距离大于 7mm 者。

3. 中线位置关系　中线是指通过左右中切牙近中接触点的垂线，正常上下切牙中线应与面部中线一致（图 5-4）

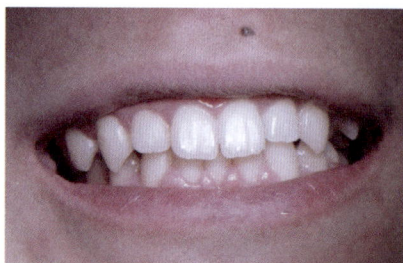

图 5-2　前牙覆𬌗

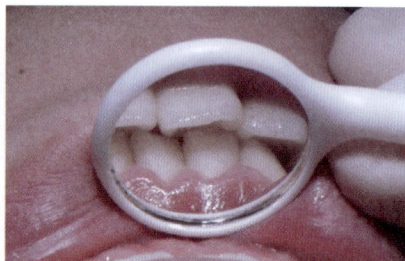

图 5-3　前牙覆盖

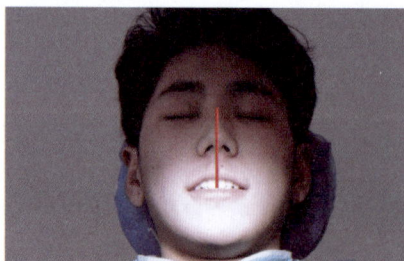

图 5-4　面部中线

操作方法　结果描述

三、注意事项

（1）调整椅位，使患者𬌗平面与水平面成0°～45°。

（2）咬合关系检查时，患者必须是咬合在正中𬌗位置，即牙尖交错𬌗，如果患者未咬合在牙尖交错𬌗，会导致咬合关系检查结果不准确。

知识链接

1. 口腔执业医师实践技能考试第一站考试内容　包括无菌操作、口腔一般检查、特殊检查以及职业素质。考试过程中注重考查考生无菌观念、爱伤意识、器械的正确使用和医患体位。考试方法：两位学生现场操作并如实填写口腔检查表。本节咬合关系检查是特殊检查的其中一项，为第一考站选考项目，学生对咬合关系结果描述错误将不得分。

2. 评分标准（表5-1）

表5-1　咬合关系检查评分标准

学生姓名		性别		年龄		班级	
练习项目	项目细化		权重分	评分		备注	
咬合关系检查	磨牙咬合关系描述		1			上颌第一磨牙近颊尖正对下颌第一磨牙颊沟	
	前牙覆𬌗、覆盖关系描述		0.5			正常的覆𬌗覆盖	
	中线位置关系描述		1			上下切牙中线应与面部中线一致，偏移时用"毫米"表示	
	检查结果描述		1.5				
合计			3				
教师签名：							

测试题

单选题

1. 上下第一恒磨牙的咬合关系可分为中性关系、近中关系和远中关系，下列哪一项描述为近中关系（　　）

A. 上颌第一恒磨牙的近中颊尖咬合时与下颌第一恒磨牙的近中颊尖相对

B. 上颌第一恒磨牙的近中颊尖咬合于下颌第一、二恒磨牙之间

C. 上颌第一恒磨牙的远中颊尖咬合时与下颌第一恒磨牙的远中颊尖相对

D. 上颌第一恒磨牙的远中颊尖咬合于下颌第一恒磨牙的近中颊沟

正确答案：B

答案解析： 近中关系是指上颌第一磨牙近中颊尖与下颌第一磨牙远中颊尖相对，甚至位于下颌第一、二磨牙之间。

2. 上下第一恒磨牙的咬合关系可分为中性关系、近中关系和远中关系，下列哪一项描述为远中关系（　　）

A. 上颌第一恒磨牙的近中颊尖咬合时与下颌第一恒磨牙的近中颊尖相对

B. 上颌第一恒磨牙的近中颊尖咬合于下颌第一、二恒磨牙之间

C. 上颌第一恒磨牙的远中颊尖咬合时与下颌第一恒磨牙的远中颊尖相对

D. 上颌第一恒磨牙的远中颊尖咬合于下颌第一恒磨牙的近中颊沟

正确答案：A

答案解析： 远中关系是指上颌第一磨牙近中颊尖与下颌第一磨牙近中颊尖相对，甚至位于下颌第二前磨牙与第一磨牙之间。

3. 上下颌牙咬合接触最紧密、最广泛的是（　　）

A. 侧向𬌗

B. 前伸𬌗

C. 组牙功能𬌗

D. 尖牙保护𬌗

E. 牙尖交错𬌗

正确答案：E

答案解析：牙尖交错𬌗是指上下颌牙的牙尖交错，达到最广泛、最紧密接触时的一种咬合关系。

实训六

牙周探诊

扫描二维码，观看操作视频

牙周探诊是诊断牙周炎最重要的检查方法。主要目的是了解有无牙周袋或附着丧失，并探测其深度和附着水平。牙周探诊内容包括牙周袋探诊深度、附着水平、探诊后出血、根分叉病变和根面牙石。

技术操作

一、目的

了解牙周有无牙周袋或附着丧失，并探测其深度和附着水平。

二、操作步骤

评估	（1）了解牙周有无牙周袋或附着丧失。 （2）探测牙周袋深度和附着水平
操作前准备	（1）医护准备。衣帽整洁。 （2）用物准备。一次性口腔器械盒、牙周探针（顶端为钝头，顶端直径为0.5mm，工作端表面带有刻度）
操作方法 — 支点	用改良握笔法握持牙周探针，力量20～25g，用中指做支点或中指和环指共同做支点，支靠在邻近牙的粭面、切缘或唇面
操作方法 — 方向	探入时探针与牙体长轴平行，探针顶端紧贴牙面，沿根面深入牙周袋，直达袋底。沿着牙周袋底提插式行走（图6-1）

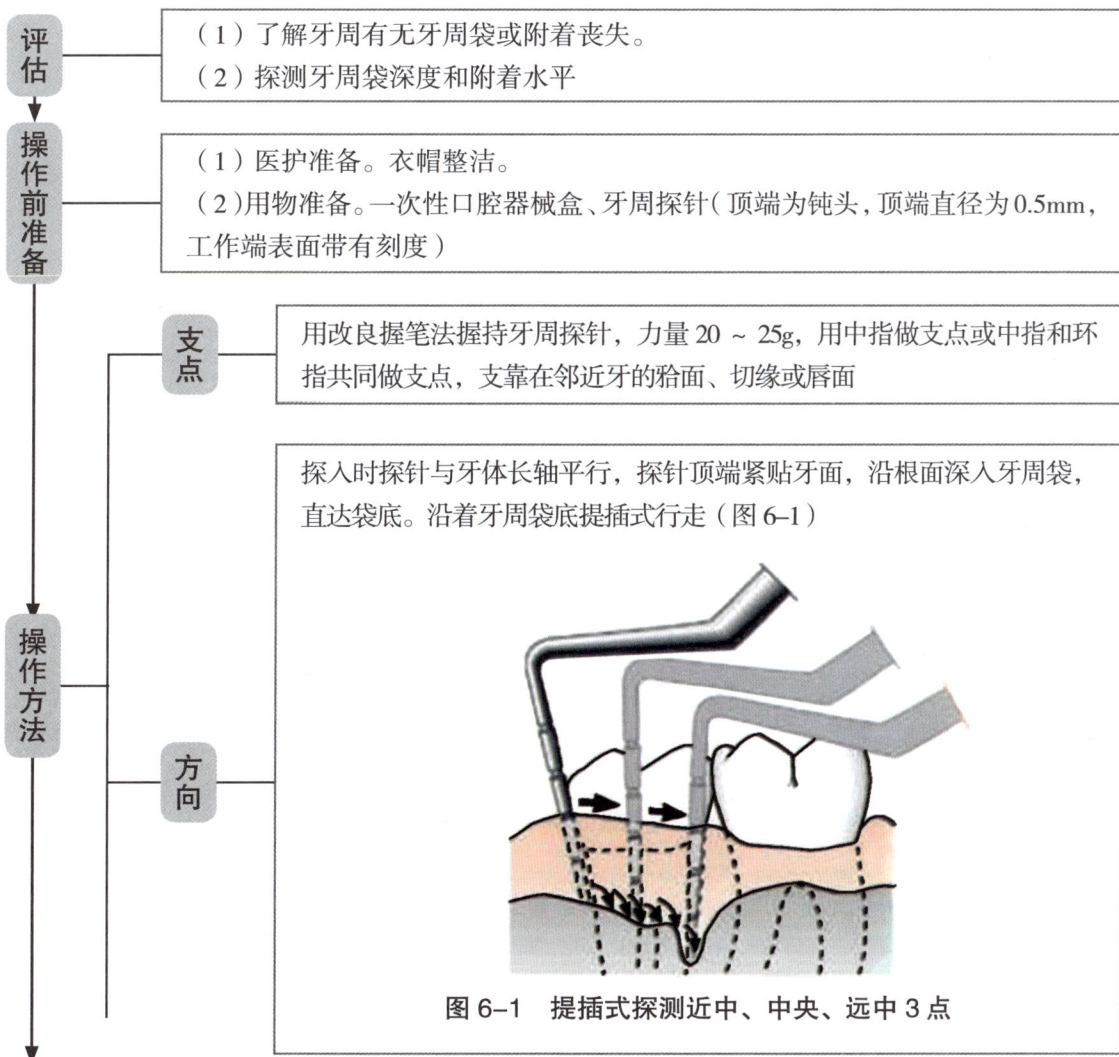

图6-1　提插式探测近中、中央、远中3点

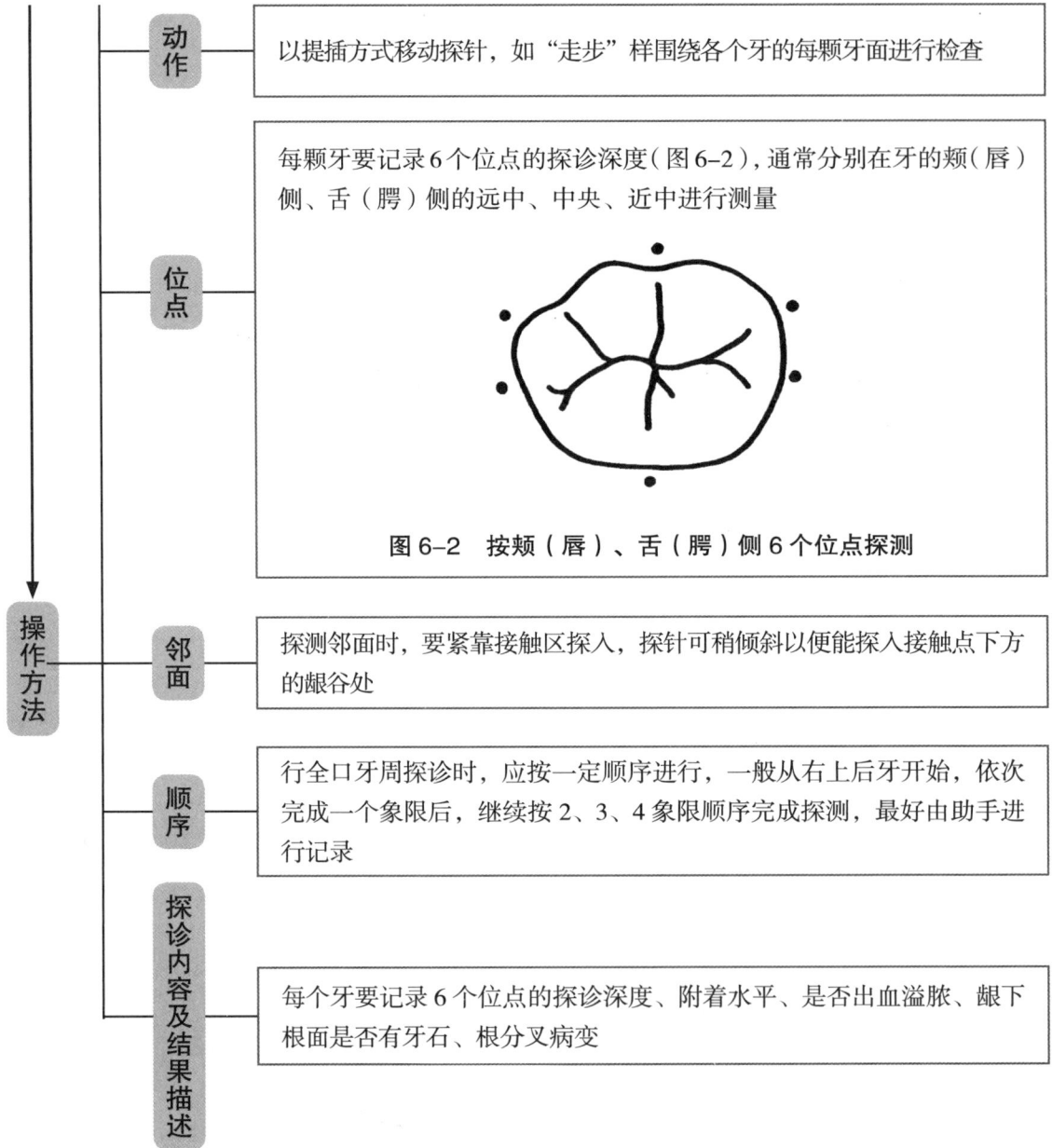

动作	以提插方式移动探针,如"走步"样围绕各个牙的每颗牙面进行检查

位点

每颗牙要记录6个位点的探诊深度(图6-2),通常分别在牙的颊(唇)侧、舌(腭)侧的远中、中央、近中进行测量

图 6-2　按颊(唇)、舌(腭)侧6个位点探测

操作方法

邻面	探测邻面时,要紧靠接触区探入,探针可稍倾斜以便能探入接触点下方的龈谷处

顺序	行全口牙周探诊时,应按一定顺序进行,一般从右上后牙开始,依次完成一个象限后,继续按2、3、4象限顺序完成探测,最好由助手进行记录

探诊内容及结果描述	每个牙要记录6个位点的探诊深度、附着水平、是否出血溢脓、龈下根面是否有牙石、根分叉病变

三、注意事项

(1)牙周探诊检查使用的是牙周探针,不是尖探针。

(2)牙周探诊检查时一定要有支点。

(3)探诊时用力不可过大,以 20 ~ 25g 为好,力量过大会导致探入过深,并引起疼痛。

(4)探诊的方法是探入时探针应与牙体长轴平行,移动探针时要以提插方式移动。

知识链接

1. 口腔执业医师实践技能考试第一站考试内容 包括无菌操作、口腔一般检查、特殊检查以及职业素质。考试过程中注重考查考生无菌观念、爱伤意识、器械的正确使用和医患体位。考试方法：两位学生现场操作并如实填写口腔检查表。本节牙周探诊检查是特殊检查项目的其中一项，为第一考站选考项目，教师指定牙位考生进行检查。

2. 评分标准（表 6-1）

表6-1 牙周探诊检查评分标准

学生姓名		性别		年龄		班级	
练习项目	项目细化		权重分	评分	备注		
牙周探诊检查	器械选择		0.5		有刻度的钝头牙周探针		
	握持方式及支点		1		改良握笔式，有支点，可以是口内支点也可以是口外支点		
	探查动作及位点		1		以提插方式移动探针，如"走步"样围绕每颗牙的各个牙面进行检查。先探颊侧近中、中央、远中，再探舌侧近中、中央、远中		
	探诊内容及结果描述		1.5		每颗牙要记录 6 个位点的探诊深度、附着水平、是否出血溢脓、龈下根面是否有牙石及根分叉病变		
	合计		4				
教师签名：							

测试题

单选题

1. 牙周探诊力量是多少（　　）

A. 10 ~ 20g

B. 15 ~ 20g

C. 20 ~ 25g

D. 20g 以下

E. 25g 以上

正确答案：C

答案解析： 探诊时用力不可过大，以 20 ~ 25g 为好，力量过大会导致探入过深，并引起疼痛。

2. 探测附着水平是为了（　　）

A. 判断牙龈炎症程度

B. 判断牙周炎症程度

C. 判断牙槽骨吸收程度

D. 判断牙周组织破坏程度

E. 鉴别牙龈炎和牙周炎

正确答案：D

答案解析： 牙周探诊的目的是了解有无牙周袋或附着丧失，并探测其深度和附着水平。探测附着水平是为了判断牙周组织破坏程度。

3. 通过牙周探诊显示最有意义的指标是（　　）

A. 牙周袋的深度

B. 探及龈下牙石

C. 袋内溢脓

D. 附着水平

E. 探诊出血

正确答案：D

答案解析：牙周探诊是诊断牙周炎最重要的检查方法。主要目的是了解有无牙周袋或附着丧失，并探测其深度和附着水平，此外，还应观察探诊后是否出血，探测龈下牙石的量与分布，以及根分叉是否受累。

实训七

牙髓活力检查

扫描二维码，观看操作视频

　　牙髓活力检查是根据患牙对冷刺激或热刺激的反应来检查牙髓状态的一种诊断方法。正常牙髓对 20 ~ 50℃的温度刺激无明显反应，但病变牙髓的温度耐受阈发生变化，遇突然明显的温度变化时如低于 10℃的冷刺激和高于 60℃的热刺激，不同状态的牙髓会诱发不同的反应如敏感、疼痛、迟钝、无反应。因此，可根据牙髓对温度的不同反应来判断牙髓是否患病、病变的发展阶段以及牙髓的活力是否存在。牙髓活力检查包括牙髓温度测验和牙髓活力电测验。

技术操作

一、目的

　　根据牙髓对温度的不同反应来判断牙髓是否患病、病变的发展阶段以及牙髓的活力是否存在。

二、操作步骤

评估	了解牙髓活力

操作前准备	用物准备：小冰棒或商品冷测罐、牙胶棒、酒精灯、打火机、电活力测验仪、导电胶或湿润的小滤纸片、棉纱卷

操作方法	医嘱	告知受试者可能出现的反应，如凉、热、钻入感、疼痛等，并告知患者有反应时的示意方式
	隔湿	用干棉纱卷放置于测试牙的唇（颊）和（或）舌侧，隔离唾液（图 7-1）

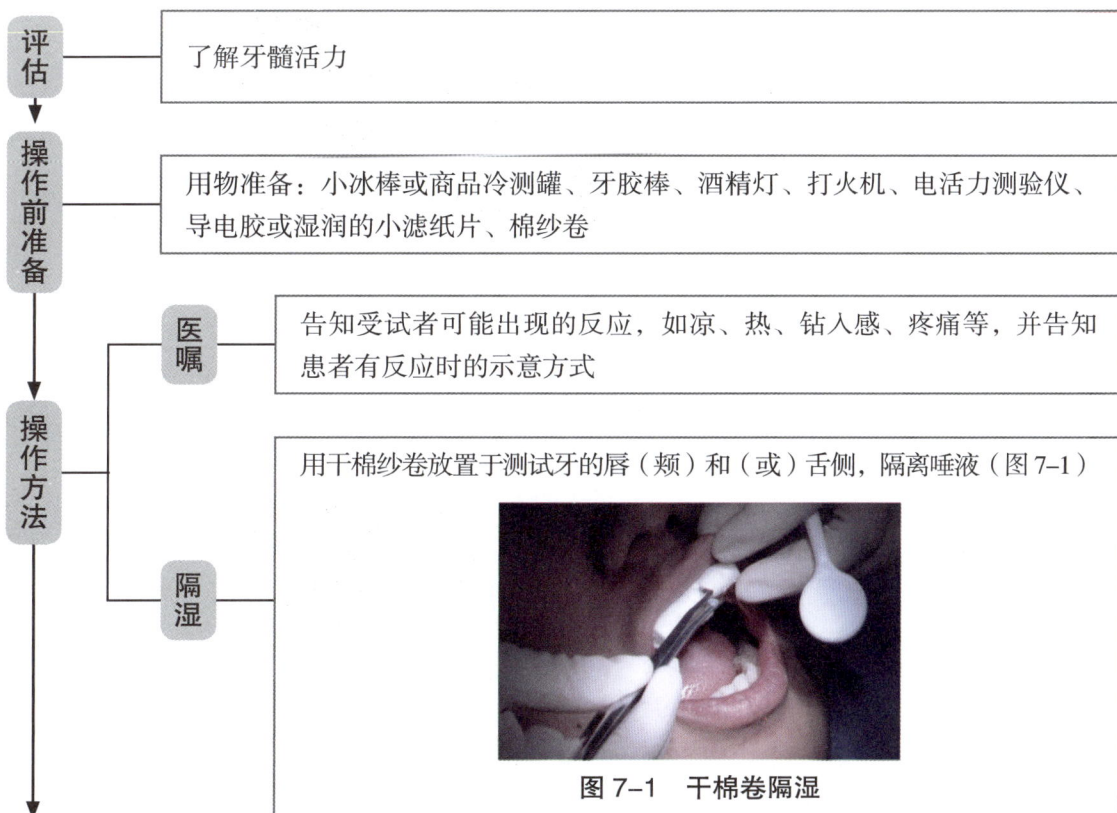

图 7-1　干棉卷隔湿

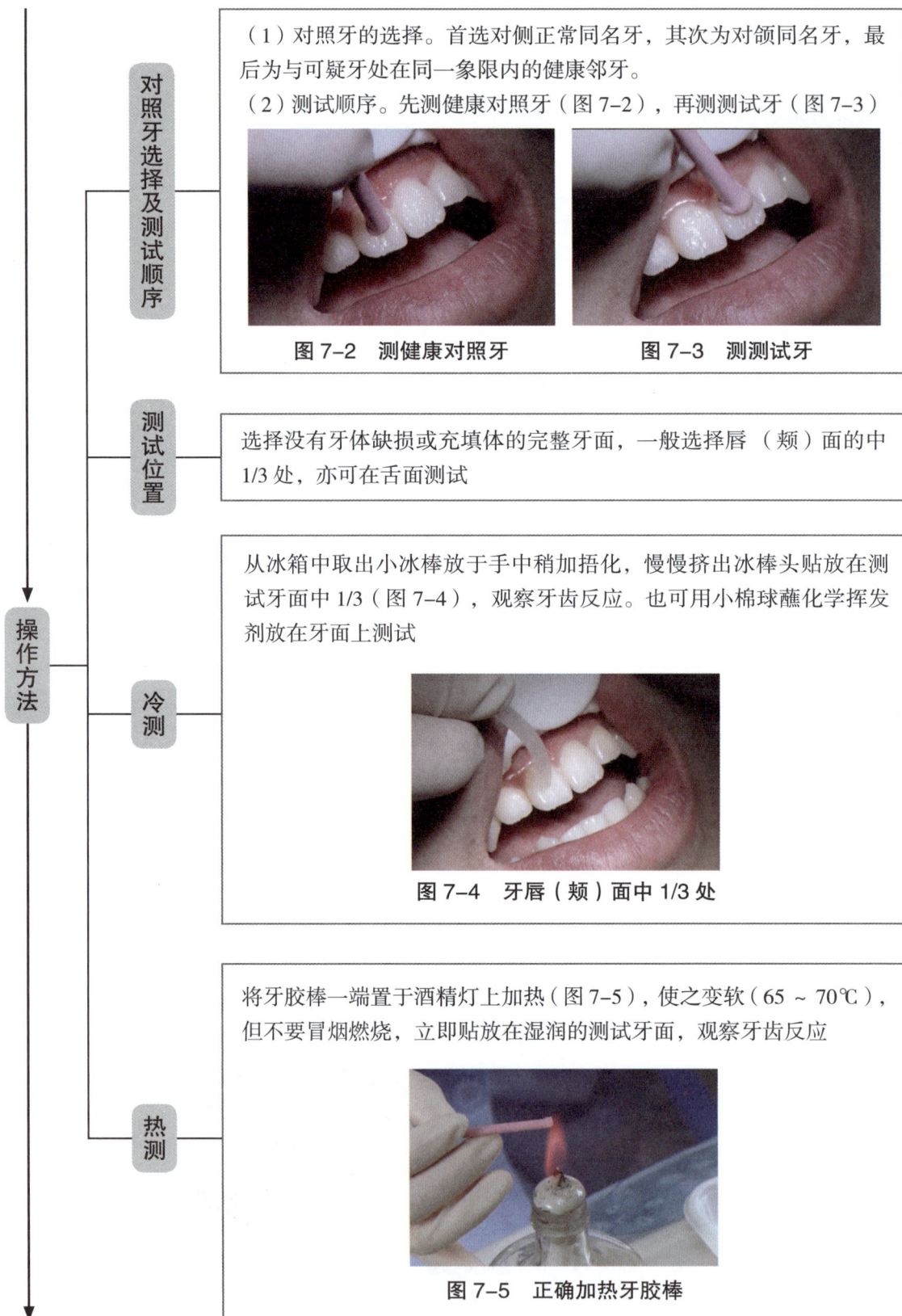

操作方法

对照牙选择及测试顺序

（1）对照牙的选择。首选对侧正常同名牙，其次为对颌同名牙，最后为与可疑牙处在同一象限内的健康邻牙。

（2）测试顺序。先测健康对照牙（图7-2），再测测试牙（图7-3）

图7-2　测健康对照牙

图7-3　测测试牙

测试位置

选择没有牙体缺损或充填体的完整牙面，一般选择唇（颊）面的中1/3处，亦可在舌面测试

冷测

从冰箱中取出小冰棒放于手中稍加焐化，慢慢挤出冰棒头贴放在测试牙面中1/3（图7-4），观察牙齿反应。也可用小棉球蘸化学挥发剂放在牙面上测试

图7-4　牙唇（颊）面中1/3处

热测

将牙胶棒一端置于酒精灯上加热（图7-5），使之变软（65～70℃），但不要冒烟燃烧，立即贴放在湿润的测试牙面，观察牙齿反应

图7-5　正确加热牙胶棒

操作方法

电测

牙髓活力测试结果判读

在被测牙面上放少许导电剂或湿润的小纸片，将电测仪（图7-6）工作端放于牙面导电处，请患者一手扶持工作端的金属杆部或将挂钩挂于口角以构成电流回路（图7-7）。随着电流逐渐增大，对测试牙造成刺激，患者示意测试牙有感觉即应将工作端撤离牙面，记录表盘显示的度数。每颗牙测2～3次，取平均数值作为结果

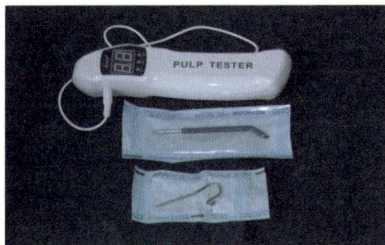

图7-6　牙髓活力测试仪　　　　图7-7　电测

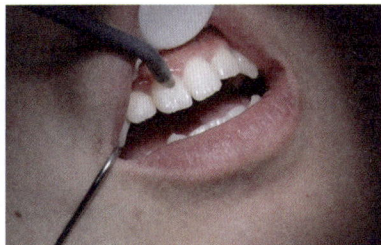

1. 牙髓温度测验的结果

（1）正常。出现短暂的轻度感觉反应，该反应随刺激源的撤除而立即消失，反应程度和时间与对照牙一样。

（2）敏感。测试牙的反应速度快，疼痛程度强，持续时间长。比敏感反应稍轻者可表现为"一过性敏感"，指测试牙对温度刺激反应迅速，有疼痛感觉，但刺激去除后疼痛立刻消失，多为可复性牙髓炎的反应；比敏感反应程度更重者表现为"激发痛"，指测试时诱发剧烈疼痛，且持续时间长，一般为急性牙髓炎；急性化脓性牙髓炎的患牙，热刺激有时引起剧痛，冷刺激反而使疼痛缓解，又称热痛冷缓解。

（3）迟钝。测试后片刻才有反应，或施加强刺激时才有微弱的感觉；还可包括迟缓反应性痛。多发生在慢性牙髓炎或部分牙髓已坏死的患牙。

（4）无反应。提示牙髓坏死。

2. 牙髓活力电测验的结果

（1）正常。读数与对照牙相差10以内，表示牙髓正常。

（2）敏感。读数低于对照牙10以上，表示牙髓敏感

（3）迟钝。读数高于对照牙10以上，表示牙髓反应迟钝，多为牙髓变性。

（4）无反应。读数达最高值仍无反应，表示牙髓已坏死

三、注意事项

（1）牙齿对温度和电刺激的反应受年龄、病变的影响，个体差异也较大。在做测试时，必须以患者自身的正常牙作为对照，从两牙对温度或电刺激的反应对比中判断牙髓的状态；先测健康牙，后测可疑牙，以便排除个体差异，取得对比标准。

（2）测试对照牙与可疑牙时，二者被测试的条件应尽量一致，例如，在相应的牙面、相同的部位，用相同的测试方法，用相同的刺激强度等，以便于对比。

（3）冰棒冷测时，如有多个可疑牙，应从牙列后部向前逐个测验，以免冰水流入后牙，影响反应的准确性。

（4）用牙胶热测时，牙面应保持湿润，防止牙胶粘在牙面上。

（5）电测反应，有假阳性和假阴性的问题，如刚萌出的年轻恒牙和新近外伤患牙对电测的反应常呈假阴性，牙髓坏死液化、患牙有大面积银汞充填体或全冠时可能出现假阳性或假阴性结果。

知识链接

1. **口腔执业医师实践技能考试第一站考试内容** 包括无菌操作、口腔一般检查、特殊检查以及职业素质。考试过程中注重考查考生无菌观念、爱伤意识、器械的正确使用和医患体位。考试方法：两位学生现场操作并如实填写口腔检查表。本节牙髓活力测试属于特殊检查，为第一考站选考项目，考核中教师指定牙位进行牙髓活力测试，操作时应注意若用三用枪、冷水、热水作为刺激源，此项检查为"0"分。

2. 评分标准（表7-1）

表7-1　牙髓活力检查评分标准

学生姓名		性别		年龄		班级	
练习项目	项目细化		权重分	评分	备注		
牙髓活力测试	医嘱说明及测试牙隔离		0.5		举手示意，冰棒冷测或牙胶热测（器械选择）		
	对照牙选择测试顺序		1		先测对侧正常同名牙，再测可疑牙，与对侧同名牙对比		
	测试用具放置部位		1		冷测用小冰棒，热测用牙胶（烧软不冒烟），放于被测牙的唇（颊）面的中1/3处		
	测试反应描述		1.5		①正常，被测牙与对照牙反应相同；②敏感，比对照牙反应强烈刺激去除后疼痛持续一段时间；③迟钝，同样程度的冷、热刺激比对照牙轻微许多的反应；④无反应，被测试牙对刺激不产生反应		
	合计		4				
教师签名：							

· 51 ·

测试题

一、单选题

1. 温度刺激出现疼痛，但刺激去除后疼痛即可消失，可能为（　　）

A. 牙髓正常

B. 牙髓坏死

C. 可复性牙髓炎

D. 牙髓钙化

E. 慢性牙髓炎

正确答案： C

答案解析： 牙髓温度测验，测试牙对温度刺激反应迅速，有疼痛感觉，但刺激去除后疼痛立刻消失，多为可复性牙髓炎的反应。

2. 牙髓电活力测试时，探测电极通常应放置在（　　）

A. 牙颈部

B. 龋坏部

C. 咬合面

D. 颊舌面中 1/3 处

E. 颊舌面殆 1/3 处

正确答案： D

答案解析： 一般选择没有牙体缺损或充填体的完整牙面，选择唇（颊）面的中 1/3 处，亦可在舌面测试。

二、简答题

影响牙髓活力测试结果判读的因素有哪些？

答：（1）导致假阳性的因素如下。

1）探头或电极接触到大面积的金属修复体或牙龈，电流流向牙周组织。

2）未充分隔湿或干燥受试牙，电流泄漏至牙周组织。

3）液化性坏死的牙髓有可能传导电流至根尖周组织引起反应。

4）患者精神高度紧张。

（2）导致假阴性的因素如下。

1）探头或电极未能有效地接触釉质。

2）患者事先用过镇静剂、麻醉剂或饮用过酒精饮料等。

3）根尖未发育完全的新萌出牙，其牙髓对电刺激无反应。

4）根管内过度钙化的牙，其牙髓对电流刺激常无反应。

5）刚受过伤的患牙，可对电刺激无反应。

（3）患者间的个体差异也会导致电测试出现不同的反应。因此，为防止个体差异的干扰，牙髓活力电测试时，也须先测对照牙，再测可疑牙，以便排除个体差异，取得对比标准。一般认为，牙髓活力电测验在判断牙髓是死髓还是活髓时，较为可靠。但对每个病例，应结合病史和临床检查结果，进行全面综合分析，并排除以上各种影响因素，以便得出正确的诊断。

实训八

颞下颌关节检查

扫描二维码，观看操作视频

颞下颌关节检查用于颞下颌关节疾病的诊断，通过对面型、开口度、开口型及咀嚼肌等的检查，判断其关节运动功能正常度。颞下颌关节检查内容包括面型、关节动度检查、下颌运动检查、咀嚼肌及关节区触诊的检查。

技术操作

一、目的

用于颞下颌关节疾病的诊断。

二、操作步骤

| 评估 | （1）了解面型是否对称，髁突关节活动度。
（2）了解咀嚼肌是否有疼痛。
（3）了解开口度、开口型是否正常，关节有无弹响和杂音 |

| 操作前准备 | （1）医护准备。衣帽整洁。
（2）用物准备。一次性手套 |

| 操作方法 | 面型及关节动度检查 | （1）观察面部是否对称（包括关节区、下颌角、下颌支和下颌体的大小和长度是否正常），两侧是否对称，颏部是否居中，面下 1/3 是否协调。
（2）髁突活动度检查有两种方法。①耳屏前扪诊法（图 8-1），双手示指分别置于双侧耳屏前方、髁突外侧，嘱患者做开闭口运动，感触髁突的动度；②外耳道指诊法（图 8-2），双手小指置于患者双侧外耳道内，贴外耳道前壁进行触诊，对比双侧髁突动度和冲击感 |

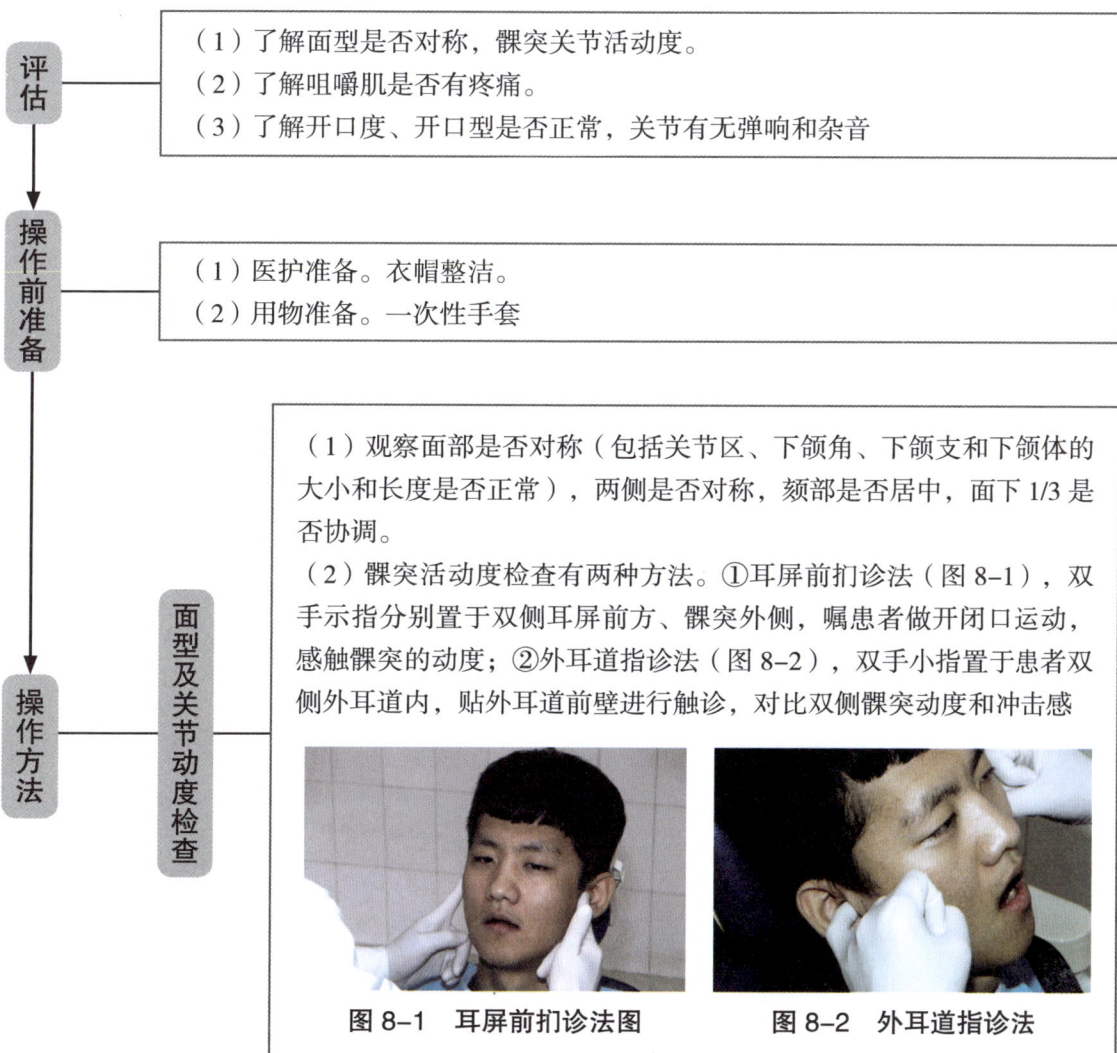

图 8-1　耳屏前扪诊法图　　图 8-2　外耳道指诊法

操作方法

咀嚼肌检查

扣压颞肌、咬肌等有无压痛（图 8-3）。

口外扣诊：检查颞肌、咬肌、翼外肌等咀嚼肌群的收缩力，是否有压痛，双侧是否对称。

口内扣诊：嘱患者小张口，用示指或小指扣诊。颞肌触诊点在下颌升支前缘向上；翼外肌下部触诊点在上颌结节后上方；翼内肌下部触诊点在下颌磨牙舌侧的后下方

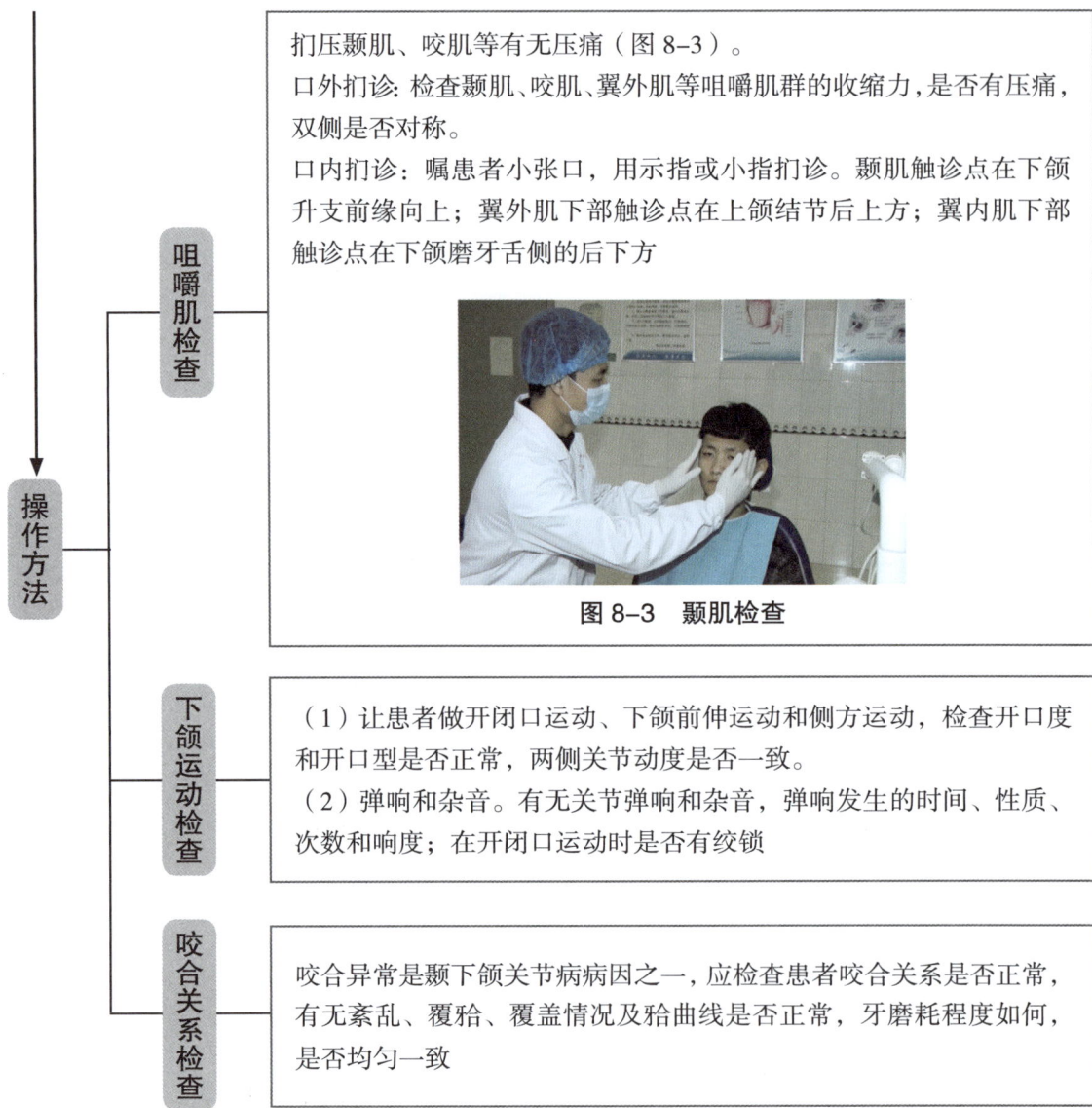

图 8-3 颞肌检查

下颌运动检查

（1）让患者做开闭口运动、下颌前伸运动和侧方运动，检查开口度和开口型是否正常，两侧关节动度是否一致。

（2）弹响和杂音。有无关节弹响和杂音，弹响发生的时间、性质、次数和响度；在开闭口运动时是否有绞锁

咬合关系检查

咬合异常是颞下颌关节病病因之一，应检查患者咬合关系是否正常，有无紊乱、覆𬌗、覆盖情况及𬌗曲线是否正常，牙磨耗程度如何，是否均匀一致

知识链接

1. 口腔执业医师实践技能考试第一站考试内容　包括无菌操作、口腔一般检查、特殊检查以及职业素质。考试过程中注重考查考生无菌观念、爱伤意识、器械的正确使用和医患体位。考试方法：两位学生现场操作并如实填写口腔检查表。本节颞下颌关节检查是特殊检查项目的其中一项，为第一考站选考项目。

2. 评分标准（表8-1）

表8-1　颞下颌关节检查评分标准

学生姓名		性别		年龄		班级	
练习项目	项目细化		权重分		评分	备注	
颞下颌关节检查	关节动度检查		1.5			①耳屏前扪诊法：医师站患者前方，双手示指贴于患者耳屏前，嘱患者做开闭口前伸和侧向运动，检查髁状突运动两侧是否协调，是否运动受限。②外耳道扪诊法：用两手小指末端伸进两侧外耳道内，贴外耳道前壁进行触诊，让患者做开闭口运动，以了解髁突的活动度及冲击感，注意进行两侧的对比	
	咀嚼肌检查		1.5			检查颞肌、咬肌等咀嚼肌群的收缩力，触压其有无疼痛，观察其两侧是否对称	
	下颌运动检查		1			让患者做开闭口运动、下颌前伸运动和侧颌运动，以检查颞下颌关节的功能是否正常	
合计			4				
教师签名：							

测试题

一、单选题

颞下颌关节髁突动度检查常采用（   ）

A. 关节区听诊法

B. 外耳道指诊法或耳屏前扪诊法

C. 双手双合诊

D. 双指双合诊

正确答案：B

答案解析： 髁突活动度检查有 2 种方法。①耳屏前扪诊法，双手示指分别置于双侧耳屏前方、髁突外侧，嘱患者做开闭口运动，感触髁突的动度。②外耳道指诊法，双手小指置于患者双侧外耳道内，贴外耳道前壁进行触诊，对比双侧髁突动度和冲击感。

二、简答题

在进行颞下颌关节的下颌运动功能检查时，应重点检查哪 4 个方面？

答：（1）关节功能是否正常，有无疼痛、弹响或杂音。

（2）弹响发生的时间、性质、次数和响度。

（3）两侧关节动度是否一致，有无偏斜。

（4）开口度和开口型是否正常，以及在开闭口运动中是否出现关节绞锁等异常现象。

实训九

下颌下腺检查

扫描二维码，观看操作视频

　　唾液腺包括腮腺、下颌下腺及舌下腺 3 对大唾液腺，以及位于口腔、咽部、鼻腔等处的小唾液腺。这些腺体均能分泌唾液，与吞咽、消化、味觉、语音、口腔黏膜保护等有着密切关系。下颌下腺检查是口腔颌面外科要求掌握的一项基本检查方法，在临床应用的概率很高。

技术操作

一、目的

用于唾液腺疾病的诊断。

二、操作步骤

评估

　　（1）了解双侧颌下区是否对称。
　　（2）了解下颌下腺大小、质地、活动度及有无异常包块和触压痛。
　　（3）了解下颌下腺导管开口处有无异常分泌物或黏膜红肿、溃疡

操作前准备

　　（1）医护准备。衣帽整洁。
　　（2）用物准备。一次性手套

操作方法

体位

患者取坐位，检查者应站在其右前方或右后方，患者头稍低，略偏向检查侧，使皮肤、肌肉松弛，便于触诊

检查方法

下颌下腺的检查主要采用视诊和触诊，应采用两侧对比的方法，两侧均有病变，应与正常形态、大小相比较，触诊采用双合诊法检查（图 9-1）

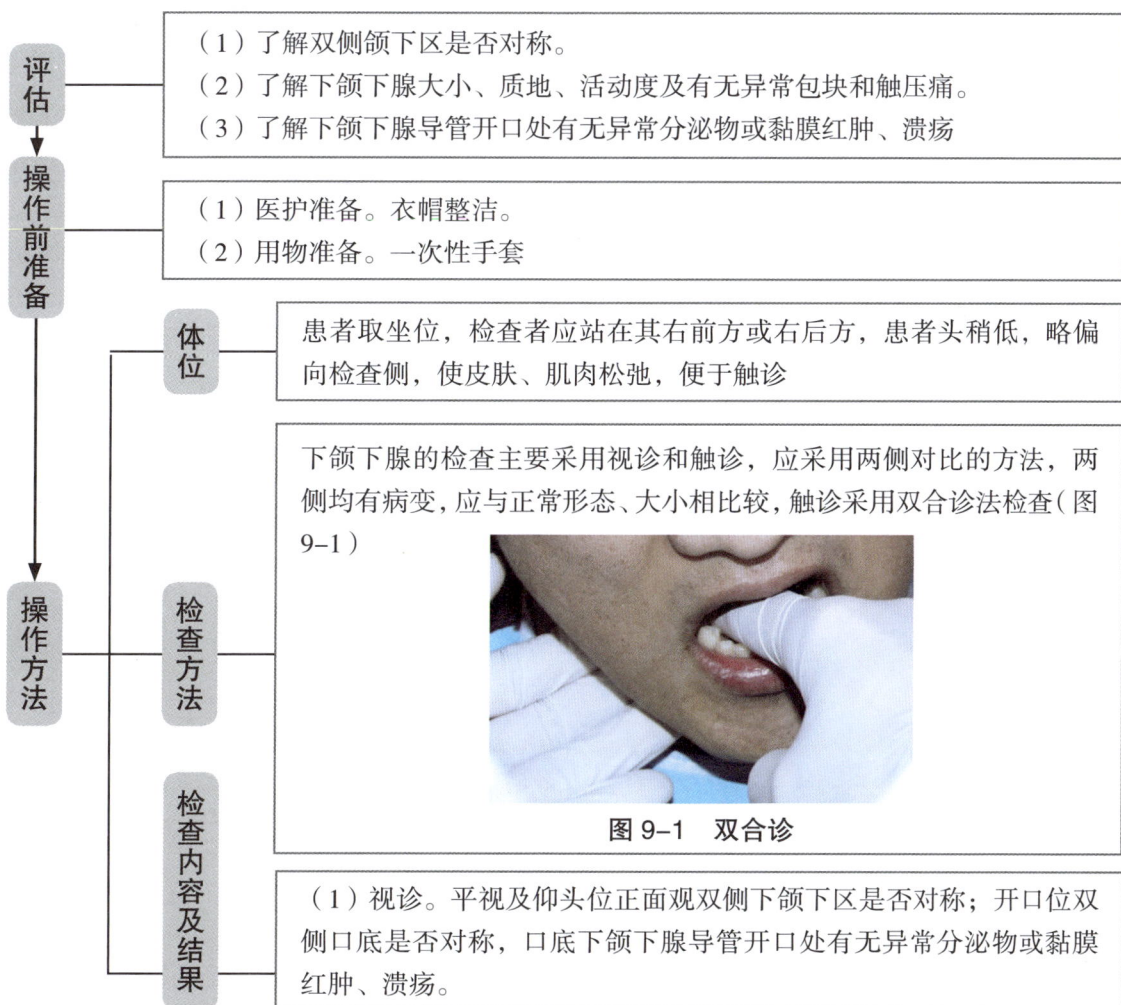

图 9-1　双合诊

检查内容及结果

　　（1）视诊。平视及仰头位正面观双侧下颌下区是否对称；开口位双侧口底是否对称，口底下颌下腺导管开口处有无异常分泌物或黏膜红肿、溃疡。

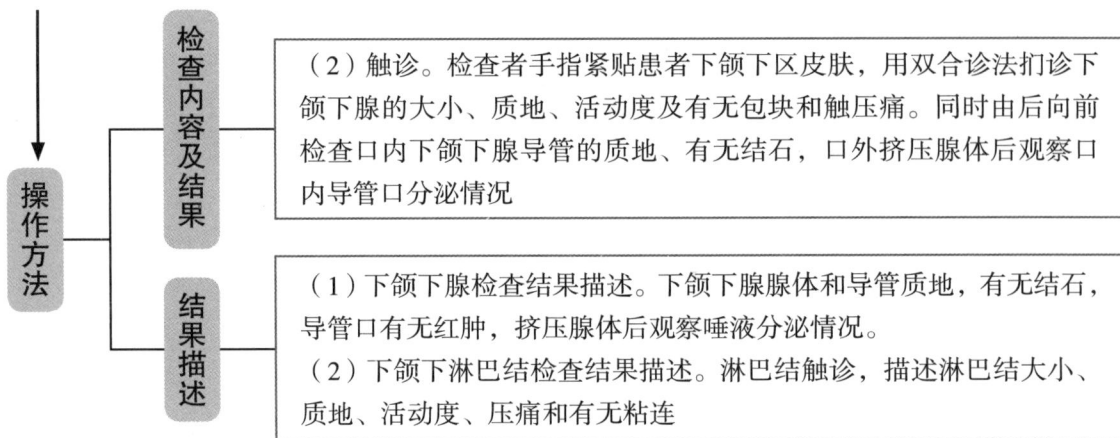

操作方法 — 检查内容及结果

（2）触诊。检查者手指紧贴患者下颌下区皮肤，用双合诊法扪诊下颌下腺的大小、质地、活动度及有无包块和触压痛。同时由后向前检查口内下颌下腺导管的质地、有无结石，口外挤压腺体后观察口内导管口分泌情况

操作方法 — 结果描述

（1）下颌下腺检查结果描述。下颌下腺腺体和导管质地，有无结石，导管口有无红肿，挤压腺体后观察唾液分泌情况。

（2）下颌下淋巴结检查结果描述。淋巴结触诊，描述淋巴结大小、质地、活动度、压痛和有无粘连

知识链接

1. 口腔执业医师实践技能考试第一站考试内容 包括无菌操作、口腔一般检查、特殊检查以及职业素质。考试过程中注重考查考生无菌观念、爱伤意识、器械的正确使用和医患体位。考试方法：两位学生现场操作并如实填写口腔检查表。本节下颌下腺检查是特殊检查项目的其中一项，为第一考站选考项目，学生检查时注意应首先视诊观察，然后使用双合诊的方法进行触诊，应对下颌下腺及下颌下腺淋巴结均进行结果描述。

2. 评分标准（表9-1）

表9-1 颞下颌关节检查评分标准

学生姓名		性别		年龄		班级	
练习项目	项目细化	权重分	评分	备注			
下颌下腺检查	医患体位	1		患者取坐位，检查者应站在其前方或右后方，患者头稍低，略偏向检查侧，以使皮肤、肌肉松弛便于触诊。检查者手指紧贴患者下颌下区皮肤			
	检查方法	1		分视诊和触诊，采用两侧对比的方法，两侧均有病变者，应与正常形态、大小相比较，触诊则常用双合诊法检查			
	检查内容及结果	2		腺体的大小、形态；有无肿块以及肿块的大小、质地、边界是否清楚，有无压痛等；导管是否变硬或呈条索状改变，有无结石；以示、中、环指3指平触并由后向前推压，观察导管口以检查下颌下腺的唾液分泌情况等			
合计		4					
教师签名：							

测试题

单选题

1. 对颌下腺及舌下腺的扣诊常采用（　　）

A. 双手双合诊

B. 双指双合诊

C. 三指平触诊

D. 单指扪诊

E. 双指提拉式扪诊

正确答案：A

答案解析： 腮腺的扪诊一般以示、中、环指3指平触为宜；下颌下腺及舌下腺的扪诊常采用双手双合诊法。

2. 双手双合诊适用于哪些部位的检查（　　）

A. 舌肌内病损

B. 口底深在病损及颌下区

C. 唇、颊部病损

D. 颈侧包块

正确答案：B

答案解析： 双手双合诊适用于口底深在病损、颌下区部位的检查。

实训十

社区牙周指数（CPI）检查

扫描二维码，观看操作视频

社区牙周指数（CPI）为牙周病流行病学调查指数，适合于大规模的口腔流行病学调查。该检查需要使用 CPI 探针，以了解有无牙周袋或附着丧失，并探测其深度和附着水平。

技术操作

一、目的

通过使用 CPI 探针，了解有无牙周袋或附着丧失，并探测其深度和附着水平。

二、操作步骤

评估

（1）了解有无牙龈出血。
（2）了解有无牙石。
（3）了解牙周袋深度

操作前准备

用物准备：CPI 探针。探针尖端为一小球，直径为 0.5mm，在距顶端 3.5 ~ 5.5mm 处为黑色涂抹的区域，距顶端 8.5 和 11.5mm 处有两条环（图 10-1）

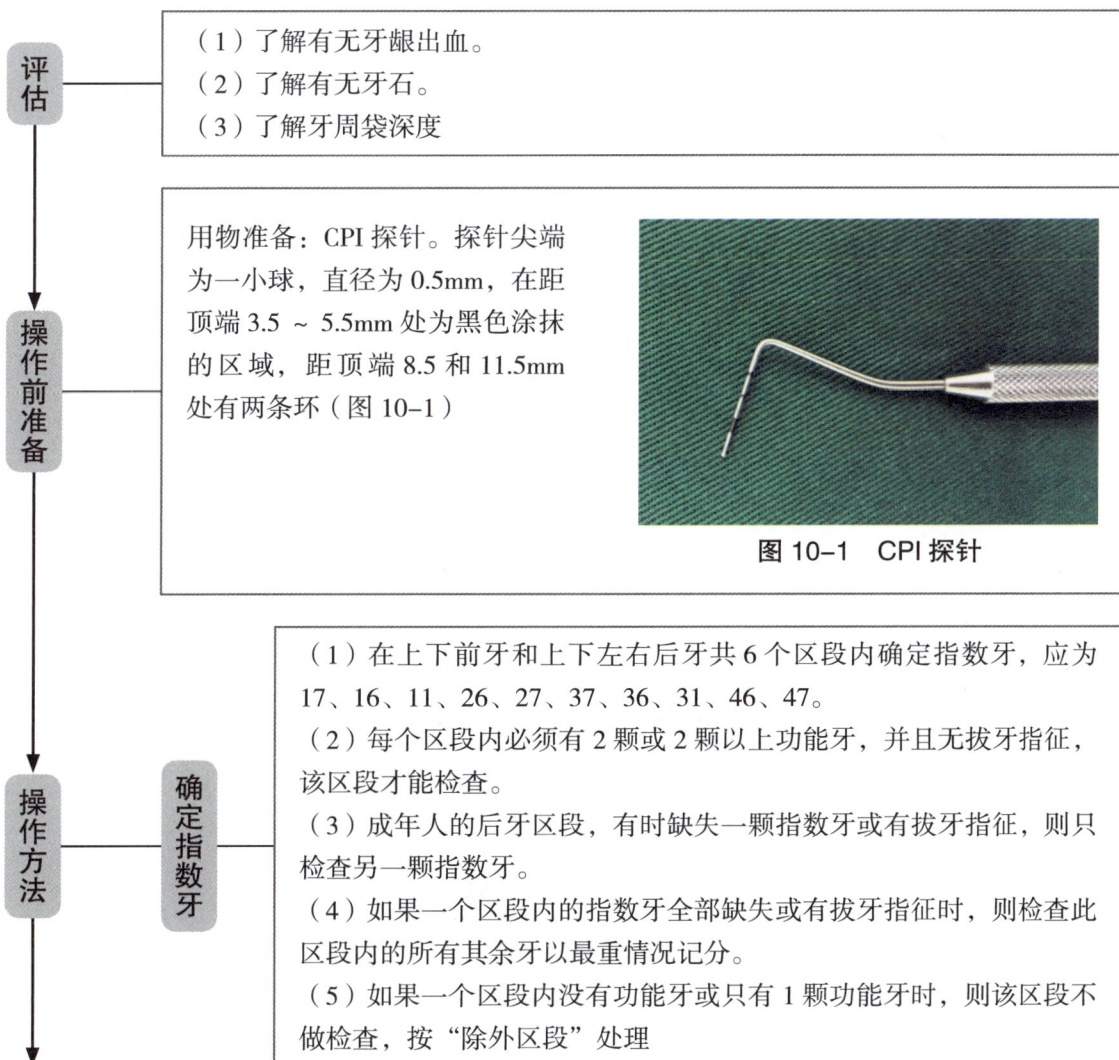

图 10-1　CPI 探针

操作方法

确定指数牙

（1）在上下前牙和上下左右后牙共 6 个区段内确定指数牙，应为 17、16、11、26、27、37、36、31、46、47。
（2）每个区段内必须有 2 颗或 2 颗以上功能牙，并且无拔牙指征，该区段才能检查。
（3）成年人的后牙区段，有时缺失一颗指数牙或有拔牙指征，则只检查另一颗指数牙。
（4）如果一个区段内的指数牙全部缺失或有拔牙指征时，则检查此区段内的所有其余牙以最重情况记分。
（5）如果一个区段内没有功能牙或只有 1 颗功能牙时，则该区段不做检查，按"除外区段"处理

改良握笔式握持 CPI 探针（图 10-2）

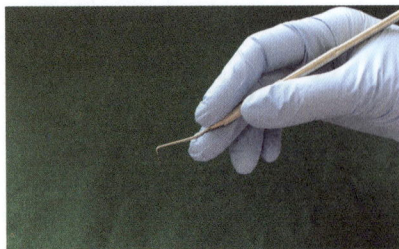

图 10-2　改良握笔式握持 CPI 探针

握持 CPI 探针

放置 CPI 探针

将探针轻缓插入龈沟或牙周袋内，探针与牙长轴平行，紧贴牙根

操作方法

探查牙周情况

将 CPI 探针轻缓地插入龈沟或牙周袋内，探针与牙长轴平行，紧贴牙根，沿牙齿颊（唇）、舌（腭）面龈沟从远中向近中移动（图 10-3~10-5），做上下短距离的提插式移动，以感觉龈下牙石，同时查看出血情况，并根据探针上的刻度观察牙周袋深度。探针使用力量不超过 20g，即探针插入指甲内不引起疼痛的力量（图 10-6）

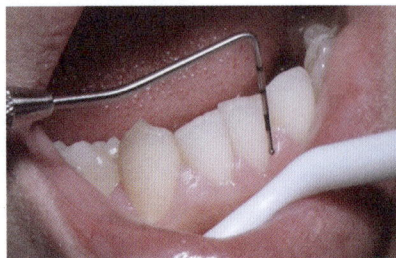

图 10-3　唇侧远中

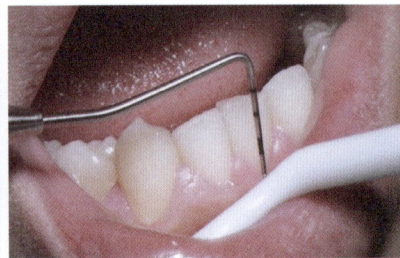

图 10-4　唇侧中央

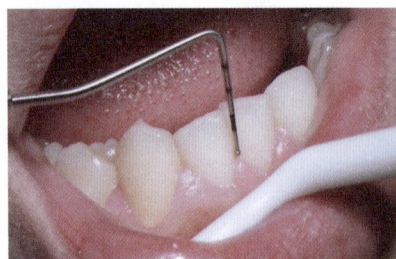

图 10-5　唇侧近中

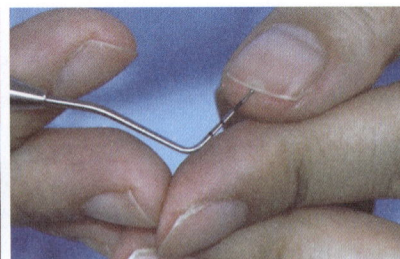

图 10-6　确定探诊力量

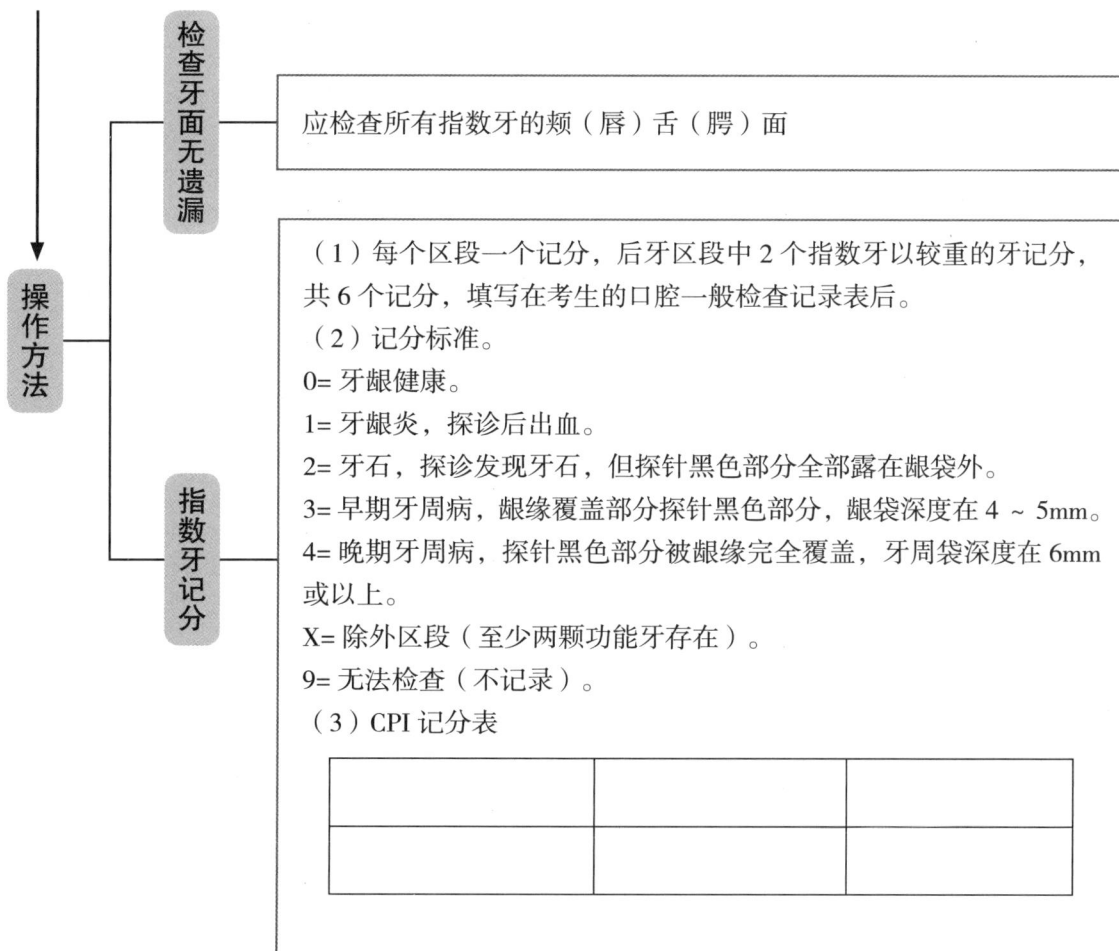

检查牙面无遗漏

应检查所有指数牙的颊（唇）舌（腭）面

操作方法

指数牙记分

（1）每个区段一个记分，后牙区段中2个指数牙以较重的牙记分，共6个记分，填写在考生的口腔一般检查记录表后。

（2）记分标准。

0= 牙龈健康。

1= 牙龈炎，探诊后出血。

2= 牙石，探诊发现牙石，但探针黑色部分全部露在龈袋外。

3= 早期牙周病，龈缘覆盖部分探针黑色部分，龈袋深度在4～5mm。

4= 晚期牙周病，探针黑色部分被龈缘完全覆盖，牙周袋深度在6mm或以上。

X= 除外区段（至少两颗功能牙存在）。

9= 无法检查（不记录）。

（3）CPI记分表

三、注意事项

（1）检查前应摘掉戒指等首饰，指甲长者应修剪，并去除指甲下的污垢。

（2）检查方法应正确，应该检查的牙面不应遗漏。

（3）检查力度应适宜。

知识链接

1. 口腔执业医师实践技能考试第一站考试内容　包括无菌操作、口腔一般检查、特殊检查以及职业素质。考试过程中注重考查考生无菌观念、爱伤意识、器械的正确使用和医患体位。社区牙周检查是特殊检查操作项目的其中一项，为第一考站选考项目。考试方法：两位学生现场操作并如实填写 CPI 记分表。

2. 评分标准（表 10-1）

表10-1　社区牙周检查评分标准

学生姓名		性别		年龄		班级	
练习项目	项目细化		权重分		评分	备注	
社区牙周检查	确定指数牙		1				
	握持探针手法		0.5				
	放置探针方法		0.5				
	探查牙周情况		1				
	检查有无遗漏		0.5				
	记分情况		0.5				
合计			4				
教师签名：							

测试题

简答题

1.CPI 检查中怎么确定指数牙？

答：（1）每个区段内必须有 2 颗或 2 颗以上功能牙，并且无拔牙指征，该区段才能检查。

（2）成年人的后牙区段，有时缺失一颗指数牙或有拔牙指征，则只检查另一颗指数牙。

（3）如果一个区段内的指数牙全部缺失或有拔牙指征时，则检查此区段内的所有余留牙，以最重情况记分。

（4）每颗指数牙的所有龈沟或牙周袋都必须检查到。

（5）每个区段的 2 颗功能牙检查结果，以最重情况记分。

（6）以 6 个区段中最高的记分作为个人 CPI 分值。

2.CPI 检查中怎样放置 CPI 探针？

答：将探针轻缓插入龈沟或牙周袋内，探针与牙长轴平行，紧贴牙根。

3. 简述社区牙周检查方法。

答：将 CPI 探针轻缓地插入龈沟或牙周袋内，探针与牙长轴平行，紧贴牙根，沿牙齿颊（唇）、舌（腭）面龈沟从远中向近中移动，做上下短距离的提插式移动，以感觉龈下牙石，同时查看出血情况，并根据探针上的刻度观察牙周袋深度。探针使用力量不超过 20g，即探针插入指甲内不引起疼痛的力量。

实训十一

血压测量

扫描二维码，观看操作视频

血压是指血液在血管内流动时对血管壁的侧压力，包括收缩压和舒张压。收缩压是指心脏收缩时，动脉血压所达到的最高数值；舒张压是指心脏舒张时，动脉血压下降到的最低数值。血压的测量使用汞柱式血压计，用血压值表示。血压测量是指采用器械以标准的方法在肱动脉处测得的一个数值，通常以毫米汞柱（mmHg）为单位表示。

技术操作

一、目的

测量和记录患者血压、判断有无异常情况；监测血压变化，间接了解循环系统功能。

二、操作步骤

评估

（1）询问患者身体情况。①病情和基础血压值；②意识状态及合作程度；③患者30分钟内有无热敷、沐浴、活动、情绪波动；④被测量肢体有无偏瘫、功能障碍，测量部位皮肤有无损伤。

（2）向患者解释测量血压目的，取得患者配合

操作前准备

（1）医护准备。衣帽整洁、修剪指甲、仪表符合要求。

（2）用物准备。治疗盘、血压计、听诊器、记录单

操作方法

准备

（1）准备物品。

（2）核对患者姓名，评估患者，协助患者取标准坐位，嘱患者休息5~10分钟。

（3）洗手，戴口罩

检查血压计

检查血压计汞柱是否在"0"点，被检查者肘部、血压计"0"点与心脏应在同一水平，卷袖露臂手掌向上，肘部伸直（图11-1）

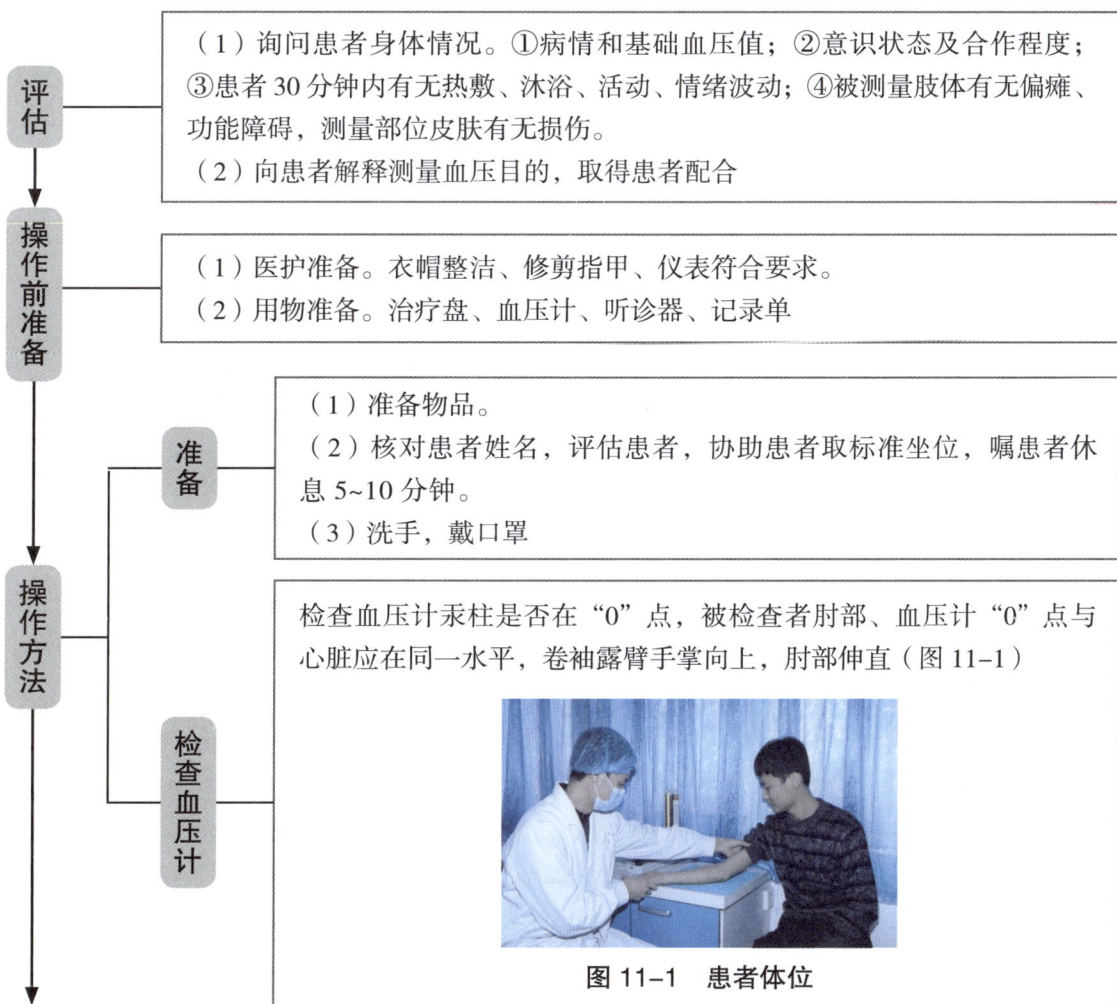

图 11-1　患者体位

操作方法

测量、听诊

（1）打开血压计，垂直放妥，开启汞瓶开关（向左倾斜45°），汞柱位于"0"点。

（2）驱尽袖带内空气，气袖均匀紧贴皮肤，缠于上臂，其下缘在肘窝横纹上2～3cm（图11-2），袖带气囊中间部分对准肱动脉，保证松紧度适宜，以能插入一指为宜。

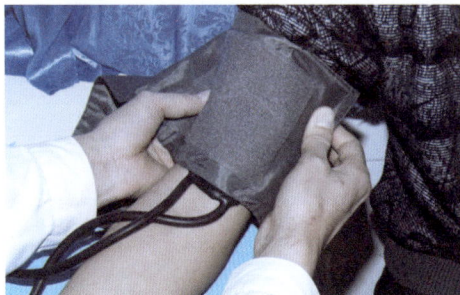

图11-2　肘窝横纹上2～3cm

（3）检查者确定肱动脉搏动位置后，将听诊器体件置于肱动脉搏动最明显处，不可置于袖带内（图11-3），一手固定，另一手握加压气球，关气门，匀速向袖带内充气至肱动脉搏动消失后，再升高20～30mmHg

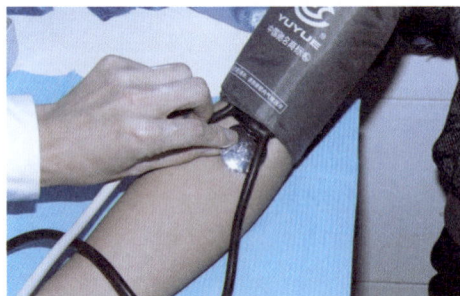

图11-3　听诊器置于肱动脉搏动处

读取血压数值

（1）匀速缓慢放气，速度以汞柱每秒下降4mmHg为宜，注意汞柱刻度和肱动脉声音变化。

（2）在听诊器中听到第一声搏动，此时汞柱所指的刻度即为收缩压。当搏动声突然变弱或消失，此时汞柱所指的刻度即为舒张压（如果血压未听清或异常，需要重测时，应先将袖带内气体驱尽，使汞柱降至"0"点后再行测量）。

（3）记录

```
操作后处理
├── 器械整理
│   （1）测量完毕，还原听诊器，松袖带，整理患者衣袖。
│   （2）排尽血压计袖带内余气，整理后放入盒内。血压计盒盖右倾
│       45°，使汞全部流回槽内，关闭汞瓶开关，盖上盒盖，平稳放置
│
└── 指导患者
    （1）告知患者测量结果。
    （2）根据患者实际情况，指导患者或家属学会正确测量血压
```

三、注意事项

（1）按照要求选择合适袖带，排除影响血压值的外界影响因素。

（2）保持测量者视线与血压计刻度平行。

（3）若患者衣袖过紧或太多时，应当脱掉衣服，以免影响测量结果。

知识链接

1. 口腔执业医师实践技能考试第二站考试内容　包括基本操作技术和基本急救技术。基本急救技术包括人工呼吸、吸氧术、胸外心脏按压、血压测定。其中血压测定为必考项，规范考生的基础操作。

2. 评分标准（表11-1）

表11-1　血压测定评分标准

学生姓名		性别		年龄		班级	
练习项目	项目细化			权重分	评分	备注	
血压测量	评估及准备			0.1			
	患者上臂、心脏、血压计零点三者位于同一水平线			0.1			
	血压计袖带置于上臂，下缘距肘窝横纹2～3cm			0.2			
	听诊器置于肘窝动脉搏动明显处不可置于袖带内			0.2			
	确定收缩压及舒张压			0.2			
器械整理	血压计盒盖右倾45º，使汞全部流回槽内，关闭汞瓶开关，盖上盒盖，平稳放置			0.2			
提问作答				1			
合计				2			
教师签名：							

测试题

简答题

1. 高血压的诊断标准是什么？

答：非同日 3 次血压测定值，收缩压达到或超过 140mmHg 和（或）舒张压达到或超过 90mmHg，即可认为是高血压。

2. 低血压的诊断标准是什么？

答：非同日 3 次血压测定值，收缩压小于 90mmHg 和（或）舒张压小于 60mmHg 为低血压。

3. 血压的正常值是多少？

答：上肢收缩压为 90～135mmHg，舒张压为 60～90mmHg。

实训十二

人工呼吸

　　昏迷患者或心脏停搏患者在排除气道异物，采用徒手方法使呼吸道畅通后，如无自主呼吸，应立即予以人工呼吸，以保证不间断地向患者供氧，防止重要器官因缺氧造成不可逆性损伤。人工呼吸适用于窒息、一氧化碳中毒、药物中毒、呼吸肌麻痹、溺水及触电等患者的急救。

技术操作

一、目的

　　人工呼吸是用人工方法借外力来推动肺、膈肌或胸廓的活动，使气体被动进入或排出肺脏，以保证机体氧的供给和二氧化碳的排出。

二、操作步骤

| 评估 | 观察患者胸廓无呼吸起伏动作，口鼻无气息吐出，颈动脉搏动消失，判断其呼吸心搏停止 |

| 操作前准备 | 患者取仰卧位，双手放于躯干两侧；操作者双膝跪地于患者右侧。检查患者呼吸道是否通畅，用纱布等清除患者口鼻腔内的分泌物及异物 |

操作方法

判断患者意识

呼叫患者，轻拍患者肩部（图 12-1）

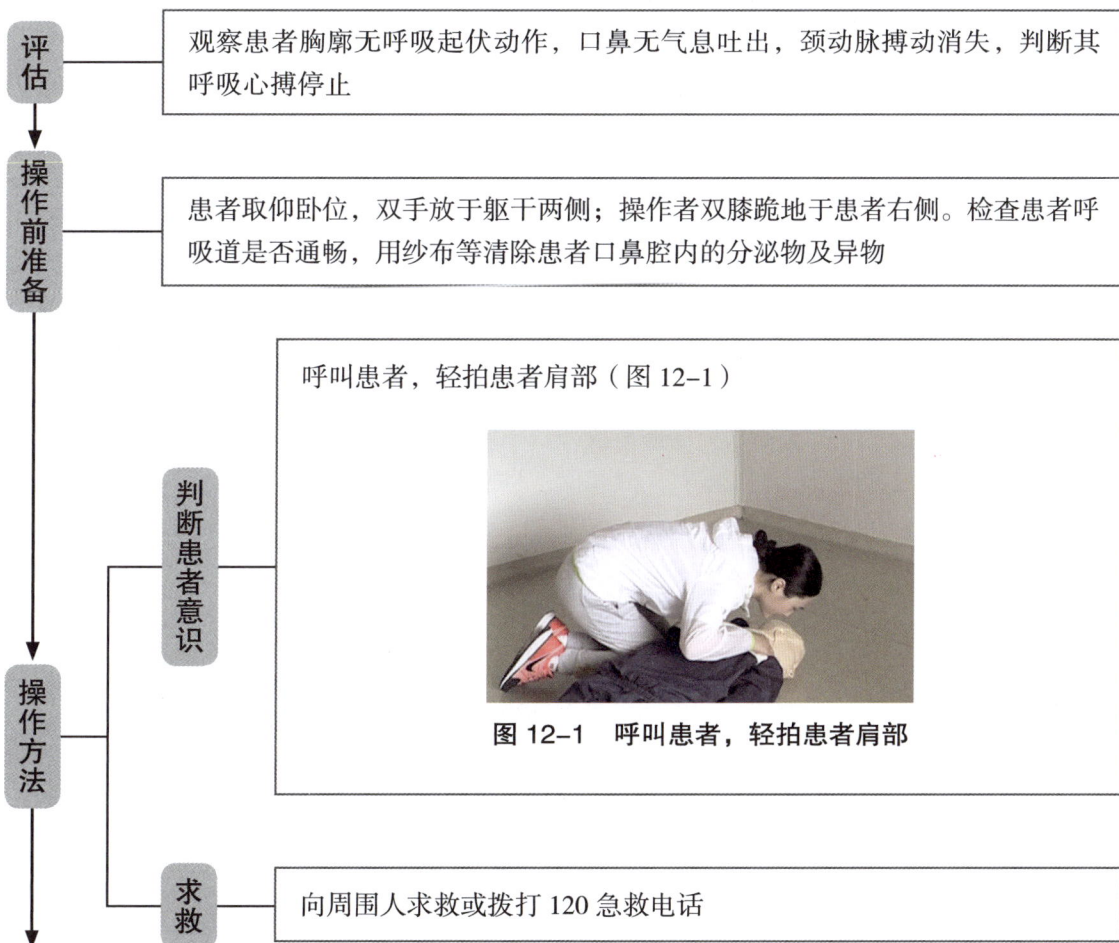

图 12-1　呼叫患者，轻拍患者肩部

求救

向周围人求救或拨打 120 急救电话

判断有无呼吸

解开患者衣扣裤带暴露胸腹部（图 12-2），将患者头部偏向一侧，清理口腔、鼻腔分泌物，有假牙的取出（图 12-3）。将耳靠近患者口鼻听患者是否有呼吸音，看患者胸廓有无起伏，感觉是否有气流吹在脸上

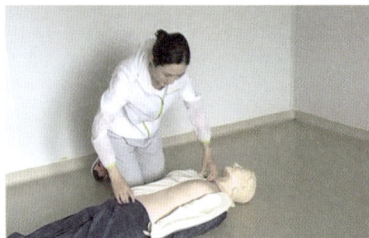

图 12-2　解开患者衣扣裤带暴露胸腹部

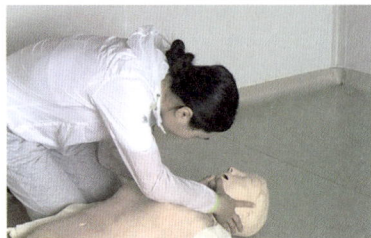

图 12-3　检查呼吸道通畅

操作方法

保持呼吸道畅通

仰头举颏法：一手抬起患者的颈部，使其后仰。另一手置于其前额，使头向后仰，使患者下颌与耳垂的连线与地面垂直（图 12-4）

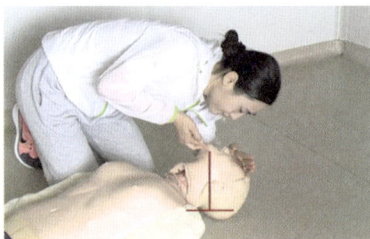

图 12-4　仰头举颏法

口对口人工呼吸

一手将患者的下颌向上提起，另一手以拇指和示指捏紧患者的鼻孔（图 12-5），深吸一口气后，以口唇密封患者的嘴，深而快地向患者口内用力吹气，直至患者胸廓向上抬起为止（图 12-6）。一次吹气完毕后，立即与患者口部脱离，轻轻抬起头部，面向患者胸部，吸入新鲜空气，以便做下一次人工呼吸。同时使患者的口张开、捏鼻的手也应放松，以便患者通气，观察患者胸廓恢复情况，并有气流从患者口中排出。吹气量每次 500 ~ 600ml

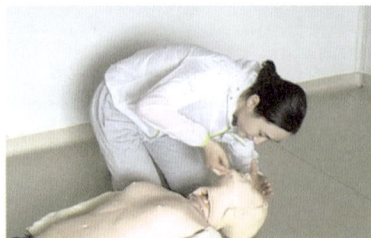

图 12-5　一手将患者的下颌向上提起，另一手以拇指和示指捏紧患者的鼻孔

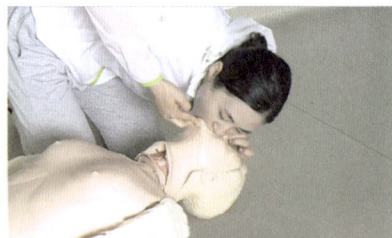

图 12-6　以口唇密封患者的嘴，深而快地向患者口内用力吹气

三、注意事项

（1）开始时迅速连续吹入 3 ～ 4 次，以后吹气频率维持在每分钟 12 ～ 20 次，吹气量每次 500 ～ 600ml。

（2）对口唇创伤和牙关紧闭的患者，可捏闭口唇进行口对鼻人工呼吸。

（3）操作结束后，能将抢救的效果、下一步的处理意见和预后告知相关人员。

（4）抢救中动作规范准确，体现出爱护患者的意识，表现出良好的医师素质。

知识链接

1. 口腔执业医师实践技能考试第二站第二项考试内容　包括人工呼吸、吸氧术、胸外心脏按压、血压测量。考试过程中注重考查考生操作技术及爱伤意识。考试方法：学生在人体模型上操作。本节人工呼吸是基本急救项目的其中一项，为第二考站选考项目。

2. 评分标准（表 12-1）

表12-1　人工呼吸评分标准

学生姓名		性别		年龄		班级	
练习项目	项目细化		权重分		评分	备注	
血压测量	人工呼吸的准备		1				
	人工呼吸的操作		3				
	提问作答		1				
	考生素质		1				
	合计		6				
教师签名：							

测试题

简答题

1. 为什么人工呼吸时要抬起患者的颈部，使其头部后仰？

答：为了保持呼吸道通畅。

2. 吹气的频率和吹气量分别是多少？

答：开始时迅速连续吹入 3～4 次，以后吹气频率维持在每分钟 12～20 次，吹气量每次 500～600ml。

3. 人工呼吸时考生的素质要求？

答：操作结束后，能将抢救的效果、下一步的处理意见和预后告知相关人员，抢救中动作规范准确，体现出爱护患者的意识，表现出良好的医师素质。

实训十三

胸外心脏按压

胸外心脏按压适用于各种创伤、电击、溺水、窒息、心脏疾病或药物过敏等引起的心搏骤停。

技术操作

一、目的

胸外心脏按压是建立人工循环的主要方法，胸外按压时，血流产生的原理主要是基于胸泵机制及心泵机制，通过胸外按压可维持一定的血液流动，配合人工呼吸可为心脏和脑等重要器官提供一定的含氧的血流，为进一步救治创造条件。

二、操作步骤

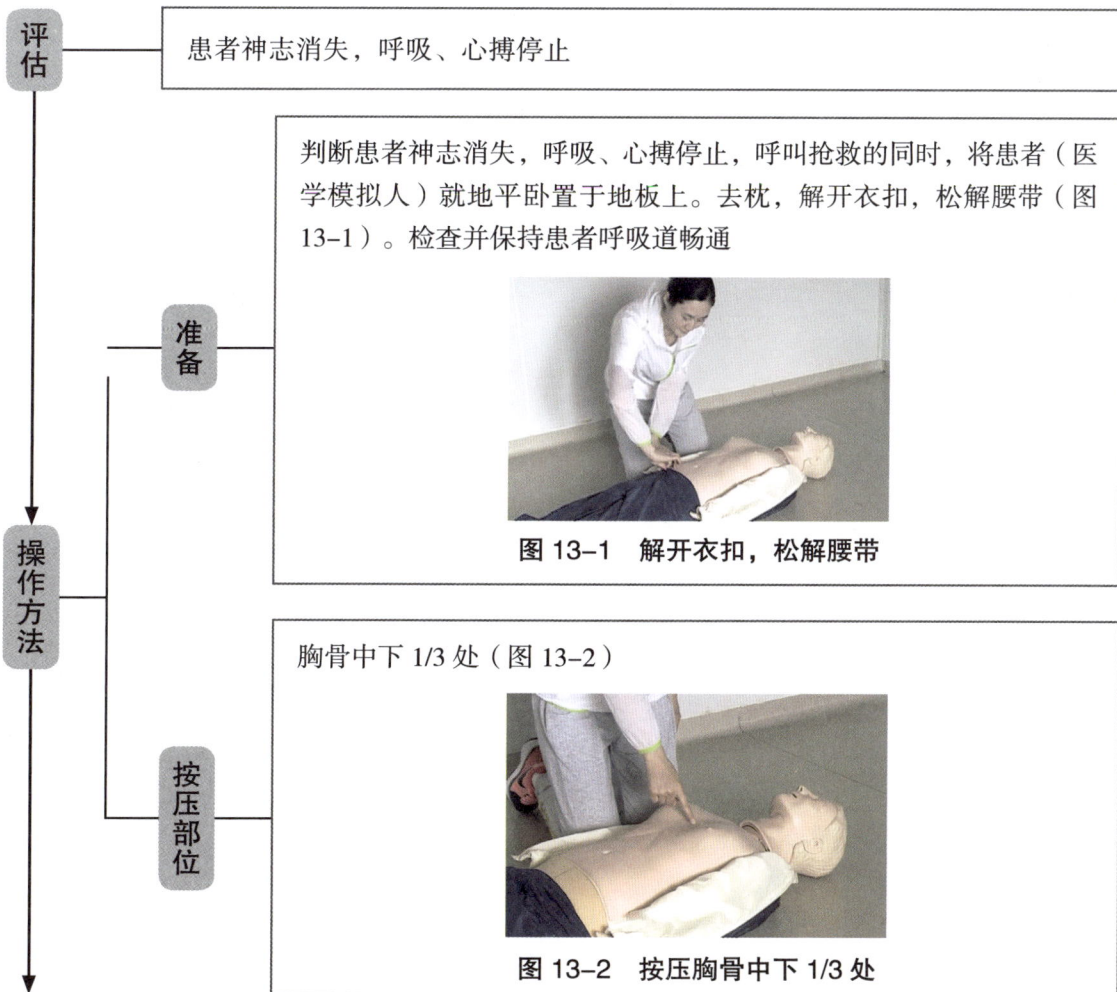

评估 —— 患者神志消失，呼吸、心搏停止

操作方法

准备 —— 判断患者神志消失，呼吸、心搏停止，呼叫抢救的同时，将患者（医学模拟人）就地平卧置于地板上。去枕，解开衣扣，松解腰带（图13-1）。检查并保持患者呼吸道畅通

图 13-1　解开衣扣，松解腰带

按压部位 —— 胸骨中下 1/3 处（图 13-2）

图 13-2　按压胸骨中下 1/3 处

（1）一手的手掌根部放于按压部位，另一手压在此手背上，双手指互扣，仅以掌根部接触按压部（图 13-3）。

（2）双臂位于患者胸骨的正上方，双肘关节伸直，利用上身重量垂直有节奏下压（图 13-4），不能冲击式按压，按压时间与放松时间比为 1∶1

按压手法

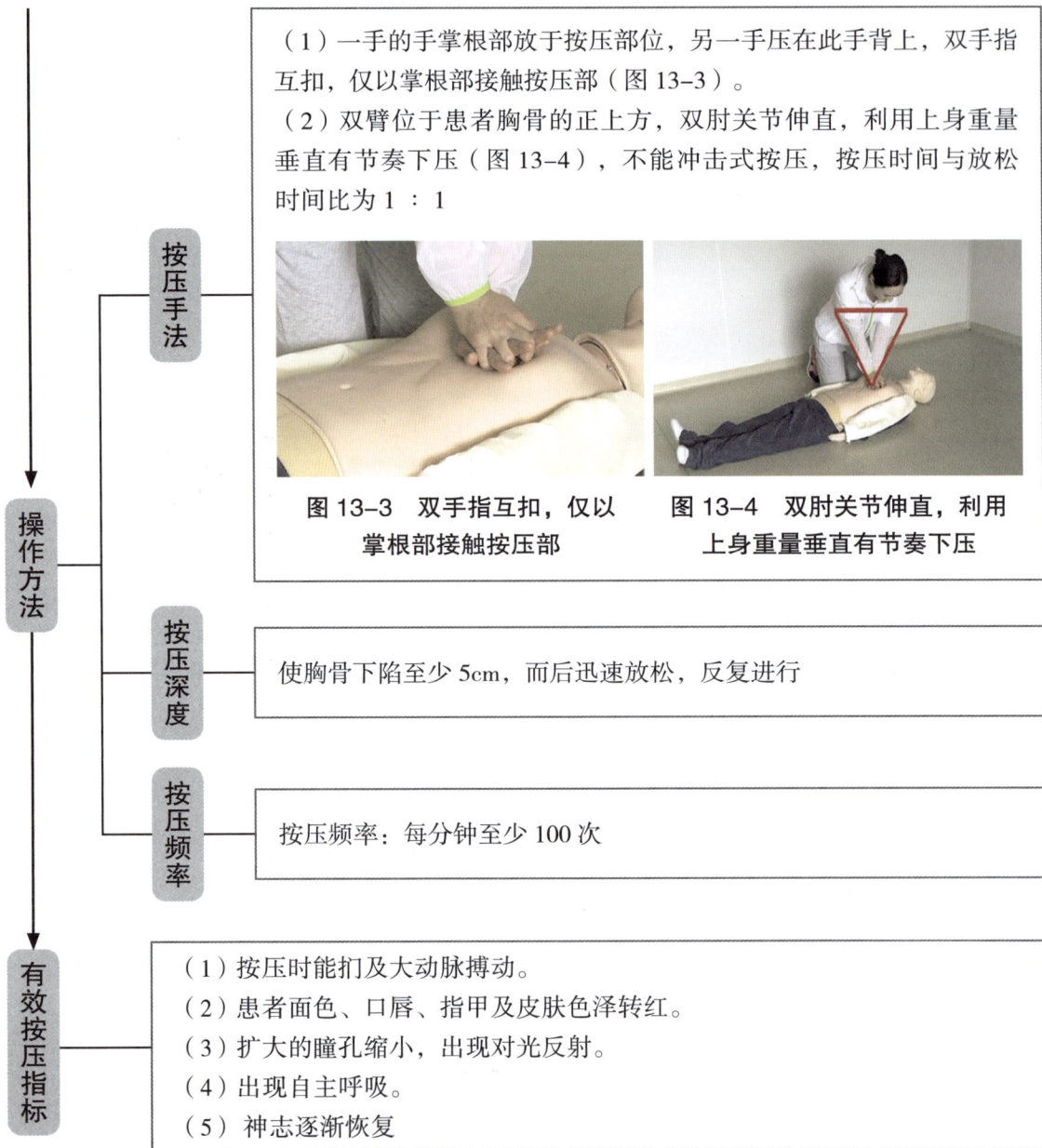

图 13-3　双手指互扣，仅以掌根部接触按压部

图 13-4　双肘关节伸直，利用上身重量垂直有节奏下压

操作方法

按压深度

使胸骨下陷至少 5cm，而后迅速放松，反复进行

按压频率

按压频率：每分钟至少 100 次

有效按压指标

（1）按压时能扣及大动脉搏动。

（2）患者面色、口唇、指甲及皮肤色泽转红。

（3）扩大的瞳孔缩小，出现对光反射。

（4）出现自主呼吸。

（5）神志逐渐恢复

三、注意事项

（1）按压部位必须准确，过高可伤及大血管；偏离胸骨可引起肋骨骨折；过低可伤及腹部脏器或引起胃内容物反流。

（2）按压力度适当，过重易造成损伤；过轻起不到应有作用。

（3）放松时，术者手掌不能离开按压部位，以免造成错位。

（4）单人抢救时，每按压 30 次，俯身做口对口人工呼吸 2 次。

（5）按压 5 个循环周期约 120 秒对患者做一次判断，包括触摸颈动脉与观察患者自主呼吸恢复的情况。

知识链接

1. 口腔执业医师实践技能考试第二站第二项考试内容　包括人工呼吸、吸氧术、胸外心脏按压、测血压。考试过程中注重考查考生操作技术及爱伤意识。考试方法：学生在人体模型上操作。本节胸外心脏按压是基本急救项目的其中一项，为第二考站选考项目。

2. 评分标准（表 13-1）

表13-1　胸外心脏按压评分标准

学生姓名		性别		年龄		班级	
练习项目	项目细化		权重分		评分	备注	
胸外心脏按压	准备工作		2				
	操作过程		5				
	提问作答		1				
合计			8				
教师签名：							

测试题

简答题

1. 胸外按压的有效指征是什么？

答：（1）按压时能扪及大动脉搏动。

（2）患者面色、口唇、指甲及皮肤色泽转红。

（3）扩大的瞳孔缩小，出现对光反射。

（4）出现自主呼吸。

（5）神志逐渐恢复。

2. 胸外按压操作方法是什么？

答：（1）按压部位。胸骨中下 1/3 处。

（2）按压手法。一手的手掌根部放于按压部位，另一手压在此手背上，双手指互扣，仅以掌根部接触按压部，双臂位于患者胸骨的正上方，双肘关节伸直，利用上身重量垂直有节奏下压，不能冲击式按压，按压时间与放松时间比为 1∶1。

（3）按压深度。使胸骨下陷至少 5cm，而后迅速放松，反复进行。

（4）按压频率。大于 100 次 / 分。

（5）胸外心脏按压时，每按压 30 次，做人工呼吸 2 次。

（6）按压时眼睛的余光观察患者颜面部再次判断有无脉搏、呼吸。

3. 胸外按压注意事项有哪些？

答：（1）按压部位必须准确，过高可伤及大血管；偏离胸骨可引起肋骨骨折；过低可伤及腹部脏器或引起胃内容物反流。

（2）按压力度适当，过重易造成损伤；过轻起不到应有作用。

（3）放松时，术者手掌不能离开按压部位，以免造成错位。

（4）单人抢救时，每按压 30 次，俯身做口对口人工呼吸 2 次。

（5）按压 5 个循环周期约 120 秒对患者做一次判断，包括触摸颈动脉与观察患者自主呼吸恢复的情况。

4. 胸外心脏按压最常见的并发症是什么？

答：最常见的并发症是肋骨骨折。

5. 单人抢救时与人工呼吸如何配合？

答：单人抢救时，每按压 30 次，俯身做口对口人工呼吸 2 次。

实训十四

吸氧术

吸氧术是供给患者氧气，通过给氧，可提高动脉血氧分压和动脉血氧饱和度，改善组织缺氧、低氧状态，促进机体正常代谢和生命活动，维持机体生命活动，是一项基本抢救和治疗技术。

技术操作

一、目的

纠正各种原因造成的缺氧状态，提高动脉血氧分压和动脉血氧饱和度，增加动脉血氧含量，促进组织的新陈代谢，维持机体生命活动。

二、操作步骤

评估	了解患者缺氧情况

操作前准备	用物准备：氧气瓶、一次性吸氧管、蒸馏水、治疗碗内盛温开水、棉签、胶布、弯盘、手电筒、笔、用氧记录单

操作方法	准备	向患者解释吸氧目的，取得患者同意。洗手，戴帽了、口罩。用手电筒检查患者鼻腔，用湿棉签清洁两侧鼻孔（图14-1）。协助患者取得舒适卧位
		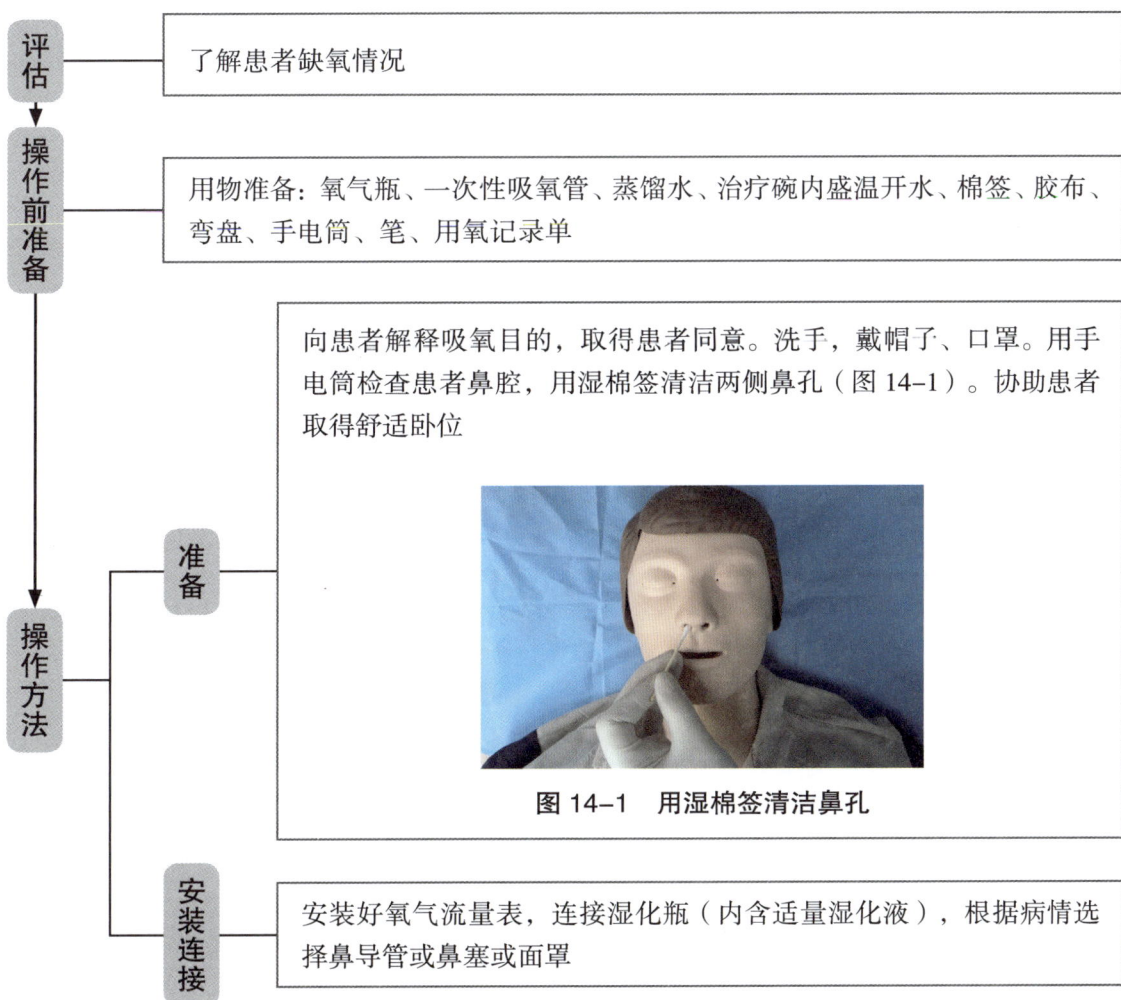 图 14-1　用湿棉签清洁鼻孔
	安装连接	安装好氧气流量表，连接湿化瓶（内含适量湿化液），根据病情选择鼻导管或鼻塞或面罩

检查氧气是否流畅 —— 打开出氧开关，将氧气连接管放入水中，检查氧气流出是否通畅

操作方法

调节氧流量 —— 根据病情调节氧流量，再将经石蜡油润滑的鼻导管插入鼻孔或用鼻塞塞入一侧鼻孔或固定氧气面罩（图 14-2）

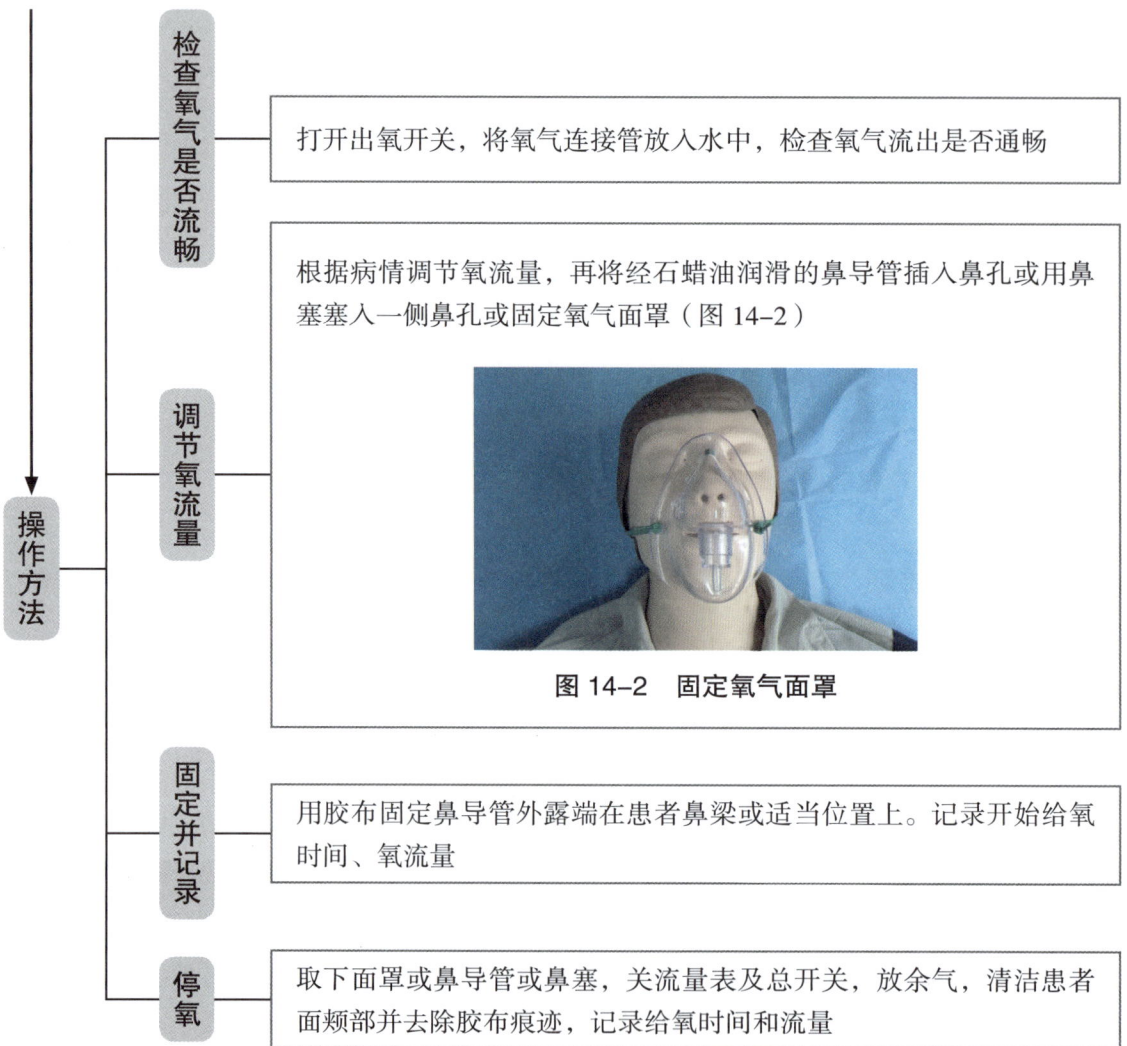

图 14-2　固定氧气面罩

固定并记录 —— 用胶布固定鼻导管外露端在患者鼻梁或适当位置上。记录开始给氧时间、氧流量

停氧 —— 取下面罩或鼻导管或鼻塞，关流量表及总开关，放余气，清洁患者面颊部并去除胶布痕迹，记录给氧时间和流量

三、注意事项

（1）严格遵守操作规程，注意用氧安全，做好"四防"，即防火、防震、防油、防热。

（2）吸氧过程中，需要调节氧流量时，应当先将患者鼻导管取下，调节好氧流量后再与患者连接。停止吸氧时，先取下鼻导管，再关流量表。

（3）吸氧时，注意观察患者脉搏、血压、精神状态等有无改善，及时调整给氧浓度。

（4）湿化瓶每次用后均需清洗、消毒。

（5）氧气筒内氧气不可用尽，压力表上指针降至 5kg/cm² 时，不可使用。

（6）对未用或已用空的氧气筒应分别放置并挂"满"或"空"的标记，以免急用时搬错而影响抢救工作。

知识链接

1. 口腔执业医师实践技能考试第二站考试内容 包括口腔基本操作技能和临床基本急救技术。考试过程中注重考查考生口腔基本操作技能、临床基本急救技术。考试方法：由考生对模拟人进行操作。吸氧术是临床基本急救技术项目中的一项，为第二考站选考项目。学生操作时应着装（白大衣）整洁，语言文明，与患者沟通时应态度和蔼，操作前告知患者，操作中应动作轻柔，爱护患者，操作结束后应告知患者注意事项。

2. 评分标准（表14-1）

表14-1 吸氧术评分标准

学生姓名		性别		年龄		班级	
练习项目	项目细化	权重分		评分	备注		
吸氧术	吸氧指征	1			"心源性疾病"或"肺源性疾病"或"脉速"等		
	物品准备	2			（1）氧气装置。含氧气瓶、流量表、扳手。 （2）鼻导管或鼻塞。①清洁鼻导管或鼻塞；②检查是否通畅（每项0.5分）。 （3）湿化瓶。①是否准备；②有蒸馏水或洁净水（每项0.5分）		
	操作方法	4			（1）开启给氧装置。①开氧气总开关；②开流量表；③连接湿化装置；④氧气是否通畅。 （2）放置鼻导管鼻塞。①导管长度测量（鼻尖至耳垂的2/3长度）（1分）；②湿润导管前端；③清洁鼻腔；④轻柔操作，自鼻孔向上向后插入鼻咽腔；⑤无呛咳后固定。 （3）调节氧流量。①轻度缺氧2L/min；②中度2~4L/min；③重度4~6L/min。 （4）停氧。①取下鼻导管或鼻塞；②关流量表及总开关；③放余气；④清洁患者面颊部		
	注意事项	1			（1）检查及更换导管。①检查给氧是否通畅；②持续给氧每日更换导管2次，双侧鼻孔交替（每项0.25分）。 （2）及时观察患者。①及时清除分泌物；②视病情调节氧流量（每项0.5分） （3）正确放置氧气。①避明火；②禁吸烟（每项0.25分）		
	提问作答	1			除面罩给氧法外，还有哪些吸氧方法？		
	考生素质	1			着装整洁、操作前能告知患者、语言文明、操作细致、爱护患者，医嘱		
	合计	10					
教师签名：							

测试题

简答题

1. 除面罩给氧法外，还有哪些吸氧方法？

答：单侧鼻导管法、双侧鼻导管法、鼻塞法、漏斗法、氧气枕法、高压氧舱等。

2. 简述吸氧术的适应证。

答：（1）通气不足见于药物和某些疾病引起的呼吸抑制，如慢性阻塞性肺部疾病。

（2）肺内气体弥散功能障碍如间质性肺纤维化、间质性肺水肿等。

（3）通气／灌注比例失调常见于慢性阻塞性肺疾病、肺大面积炎症性实变、肺不张等。

（4）其他原因引起的缺氧如心力衰竭、心肌梗死、休克、昏迷及一氧化碳中毒等所致的呼吸困难。

3. 简述缺氧程度如何判断？

答：（1）轻度缺氧。神清、无发绀、$PaO_2 > 50mmHg$、$SaO_2 > 80\%$，一般不需给氧，如有呼吸困难，给予 1~2L/min 氧气吸入。

（2）缺氧。嗜睡、谵妄、轻度或明显发绀、呼吸困难、PaO_2 30~50mmHg，需给予 2~4L/min 氧气吸入。

（3）重度缺氧。昏迷、严重发绀、呼吸极度困难、PaO_2 30~50mmHg，需给予 2~4L/min 氧气吸入。

4. 简述氧疗的种类

答：动脉血二氧化碳分压（$PaCO_2$）是评价通气状态的指标，是决定以何种方式给氧的重要依据。临床上根据吸入氧浓度将氧疗分为低浓度、中等浓度、高浓度、高压 4 类。

氧浓度和氧流量的关系为：吸氧浓度（％）＝ 21＋4×氧流量（L/min）

（1）低浓度氧疗又称控制性氧疗，吸氧浓度低于 40％。应用于低氧血症伴二氧化碳潴留的患者，如慢性阻塞性肺疾病和慢性呼吸衰竭，呼吸中枢对二氧化碳增高的反应很弱，呼吸的维持主要依靠缺氧刺激外周化学感受器。

（2）中等浓度氧疗吸氧浓度为 40％～60％。主要用于有明显通气／灌注比例失调或显著弥散障碍的患者，特别是血红蛋白浓度很低或心输出量不足者，如肺水肿、心肌梗死、休克等。

（3）高浓度氧疗吸氧浓度在60%以上。应用于单纯缺氧而无二氧化碳潴留的患者，如成人型呼吸窘迫综合征、心肺复苏后的生命支持阶段。

（4）高压氧疗指在特殊的加压舱内，以 2～3kg/cm² 的压力给予100%的氧吸入。主要适用于一氧化碳中毒、气性坏疽等。

5. 吸氧术操作中为什么需用湿化瓶？

答：保证吸入的氧气潮化，防止引起呼吸道过于干燥而影响气体交换和排痰。

实训十五

巴斯刷牙法

巴斯刷牙法又称龈沟清扫法或水平颤动法。此法适合所有人群及做过牙周手术的患者，清洁能力较强。能有效地去除牙颈部、龈缘附近及龈沟内的牙垢和菌斑。可按摩牙龈，避免造成楔状缺损及牙龈萎缩。

技术操作

一、目的

去除牙颈部、龈缘附近及龈沟内的牙垢和菌斑。

二、操作步骤

评估	了解口腔卫生情况
操作前准备	软毛牙刷、刷牙模型

操作方法　刷上下前牙唇面、后牙颊舌面

（1）左手持牙模型，右手持牙刷从牙模型正面进入，将刷头置于牙颈部龈缘处，刷毛向牙根方向（图15-1），使之与牙长轴约成45°。

（2）刷毛轻压入龈沟（图15-2），以2~3颗牙为一组，以短距离水平颤动数次。

（3）将牙刷向牙冠方向转动，拂刷唇（颊）、舌（腭）面（图15-3）。

（4）移至下一组2~3颗牙的位置重新放置，注意放置要有1~2颗牙的位置重叠

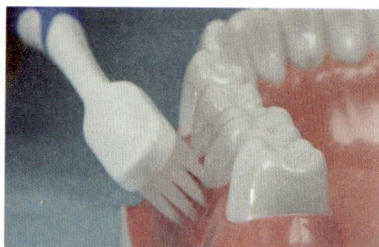

图15-1　刷毛指向牙根方向

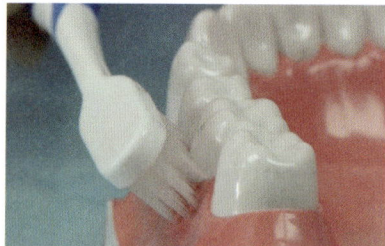

图15-2　刷毛轻压入龈沟

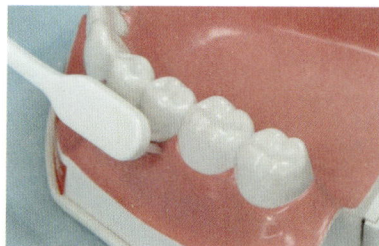

图15-3　牙刷向牙冠方向转动

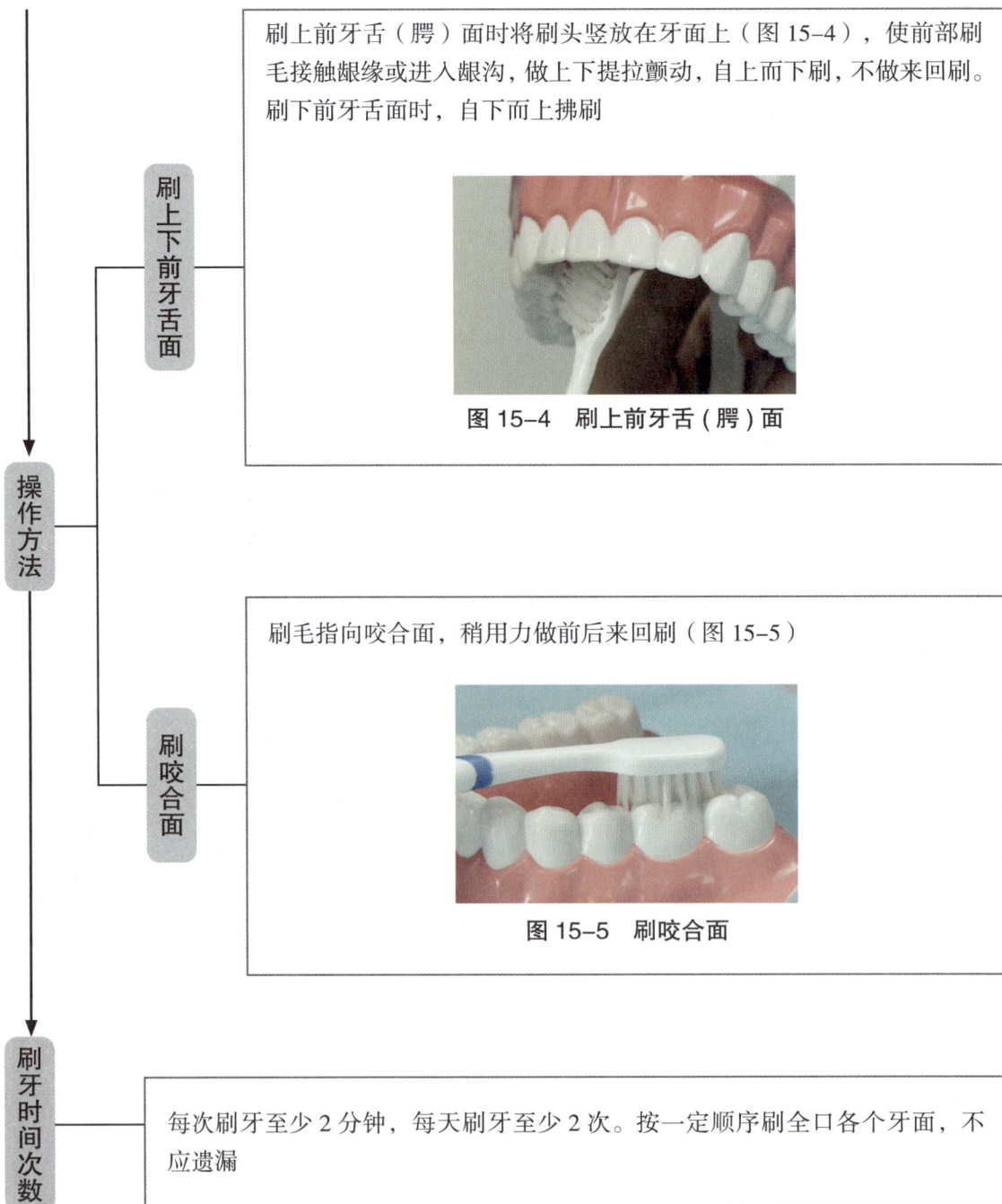

刷上前牙舌（腭）面时将刷头竖放在牙面上（图 15-4），使前部刷毛接触龈缘或进入龈沟，做上下提拉颤动，自上而下刷，不做来回刷。刷下前牙舌面时，自下而上拂刷

图 15-4　刷上前牙舌（腭）面

刷毛指向咬合面，稍用力做前后来回刷（图 15-5）

图 15-5　刷咬合面

操作方法

刷上下前牙舌面

刷咬合面

刷牙时间次数

每次刷牙至少 2 分钟，每天刷牙至少 2 次。按一定顺序刷全口各个牙面，不应遗漏

三、注意事项

（1）刷牙的时间。建议每次刷牙时间至少 2 分钟。

（2）刷牙次数。每天至少要早晚各刷 1 次，晚上睡前刷牙更重要。

（3）每个牙面都要刷到，不能遗漏。

知识链接

1. 巴斯刷牙法 是口腔预防操作项目的其中一项，为第二考站必考项目。考试过程中注重考查考生刷牙的操作过程及注意事项等。考试方法：考生边讲述边在模型上演示，注意不得使牙刷从模型后方进入。

2. 评分标准（表 15-1）

表15-1 巴斯刷牙法评分标准

学生姓名		性别		年龄		班级	
练习项目	项目细化			权重分	评分	备注	
巴斯刷牙法	手持刷柄，刷毛头置于牙颈部，使之与牙长轴约成45°			0.5			
	刷毛轻压入龈缘，以2~3颗牙为一组，短距离(2~3mm)水平颤动至少数次。然后将牙刷向牙冠方向转动，刷唇（颊）、舌（腭）面。移至下一组2~3颗牙的位置重新放置，注意放置要有1~2颗牙的位置重叠			0.5			
	刷上前牙舌（腭）面时将刷头竖放在牙面上，使前部刷毛接触龈缘或进入龈沟，做上下提拉颤动，自上而下刷，不要来回刷。刷下前牙舌面时，自下而上拂刷。刷颊舌（腭）面要依顺序刷上下颌牙弓唇（颊）舌面的每个部位，不要有遗漏			0.5			
	刷咬合面手持刷柄，刷毛指向咬合面，稍用力做前后来回刷			0.5			
	检查有无遗漏			0.5			
	讲述刷牙时间及刷牙次数			0.5			
合计				3			
教师签名：							

测试题

简答题

1. 巴斯刷牙法过程是怎样的？

答：（1）手持刷柄，刷毛置于牙颈部，使之与牙长轴成45°。

（2）刷毛轻压入龈缘以2～3颗牙为一组，短距离（2～3mm）水平颤动至少数次。

（3）然后将牙刷向牙冠方向转动，刷唇（颊）、舌（腭）面。

（4）移至下一组2～3颗牙的位置重新放置，注意放置要有1～2颗牙的位置重叠。

（5）刷上前牙舌（腭）面时将刷头竖放在牙面上，使前部刷毛接触龈缘或进入龈沟，做上下提拉颤动，自上而下刷，不要来回刷。刷下前牙舌面时，自下而上拂刷。

（6）刷颊舌（腭）面，要依顺序刷上下颌牙弓唇（颊）舌面的每个部位，不要有遗漏。

（7）刷咬合面，手持刷柄，刷毛指向咬合面，稍用力做前后来回刷。

2. 简述巴斯刷牙法的注意事项。

答：（1）刷牙的时间。建议每次刷牙时间至少2分钟。

（2）刷牙次数。每天至少要早晚各刷一次，晚上睡前刷牙更重要。

（3）每个牙面都要刷到，不能遗漏。

实训十六

窝沟封闭术

窝沟封闭术是指不损伤牙体组织，将窝沟封闭材料涂布于牙冠咬合面、颊舌面的窝沟点隙，当它流入并渗透窝沟后固化变硬，形成一层保护性的屏障，覆盖在窝沟上，能够阻止致龋菌及酸性代谢产物对牙体的侵蚀，以达到预防窝沟龋的方法。窝沟封闭是一种无痛、无创伤的方法。

技术操作

一、目的

窝沟封闭是预防窝沟龋发生的有效方法。

二、操作步骤

评估	（1）适应证。窝沟特别深，特别是可以插入探针，其他牙齿特别是对侧同名牙患龋齿，或有患龋倾向者。 （2）非适应证。𬌗面无深的窝沟点隙，自洁作用好；患较多邻面龋损者；牙萌出4年以上未患龋；牙齿尚未正常萌出，被牙龈覆盖；患者不合作；已做完充填的牙
操作前准备	离体磨牙、低速手机、小毛刷、清洁剂、酸蚀剂、窝沟封闭剂、光固化灯和治疗盘

操作方法　清洁牙面

首先应对窝沟做彻底清洁（图16-1），方法是在低速手机上装好锥形小毛刷或橡皮杯，蘸上适量清洁剂刷洗牙面，也可以采用干刷。清洁剂可以用浮石粉或不含氟牙膏，要注意不使用含有油质的清洁剂或过细磨料

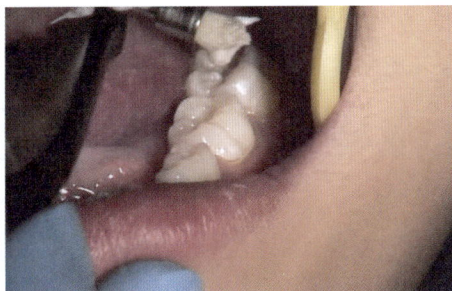

图16-1　清洁牙面

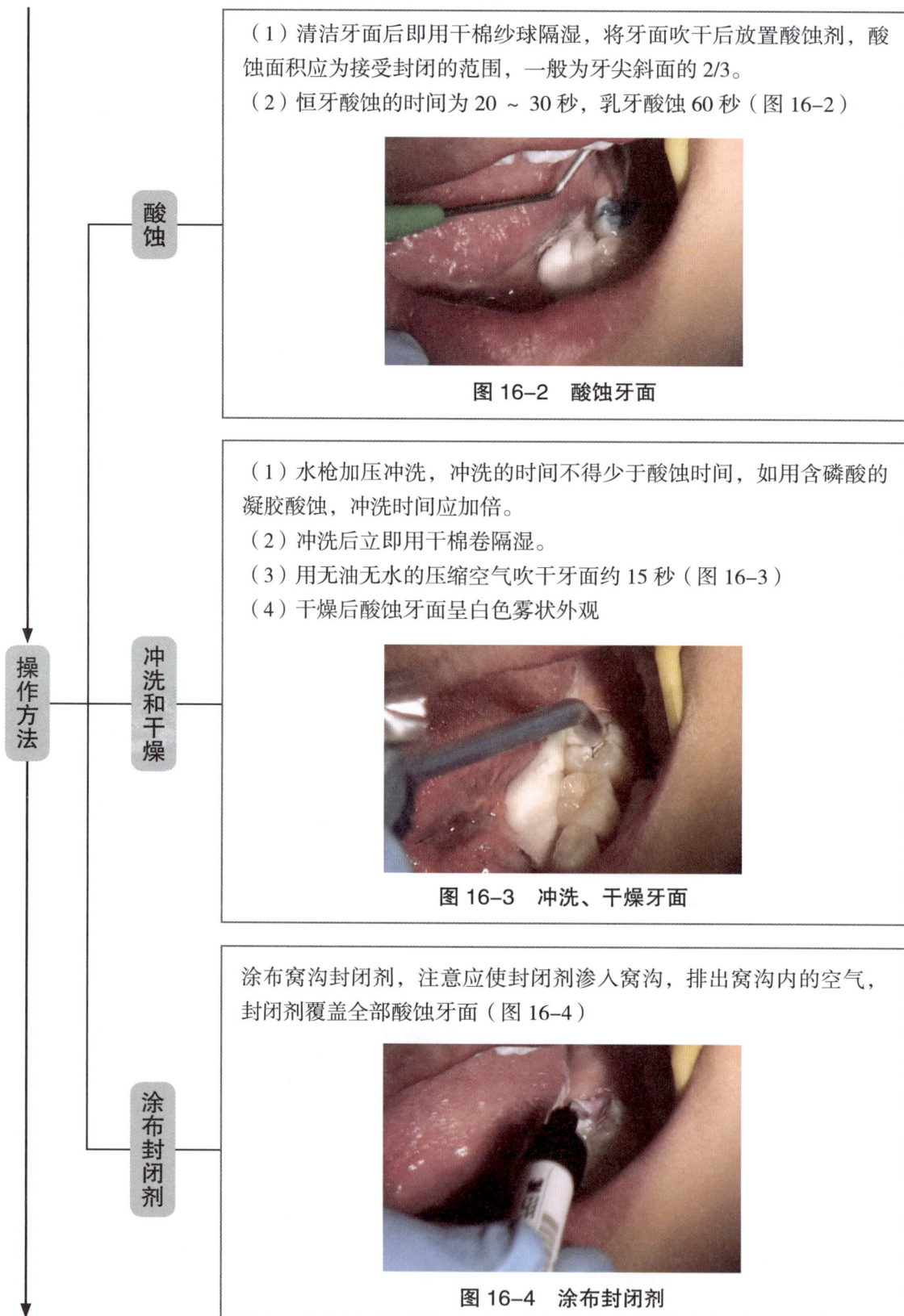

酸蚀

（1）清洁牙面后即用干棉纱球隔湿，将牙面吹干后放置酸蚀剂，酸蚀面积应为接受封闭的范围，一般为牙尖斜面的 2/3。

（2）恒牙酸蚀的时间为 20 ~ 30 秒，乳牙酸蚀 60 秒（图 16-2）

图 16-2　酸蚀牙面

冲洗和干燥

（1）水枪加压冲洗，冲洗的时间不得少于酸蚀时间，如用含磷酸的凝胶酸蚀，冲洗时间应加倍。

（2）冲洗后立即用干棉卷隔湿。

（3）用无油无水的压缩空气吹干牙面约 15 秒（图 16-3）

（4）干燥后酸蚀牙面呈白色雾状外观

图 16-3　冲洗、干燥牙面

涂布封闭剂

涂布窝沟封闭剂，注意应使封闭剂渗入窝沟，排出窝沟内的空气，封闭剂覆盖全部酸蚀牙面（图 16-4）

图 16-4　涂布封闭剂

操作方法

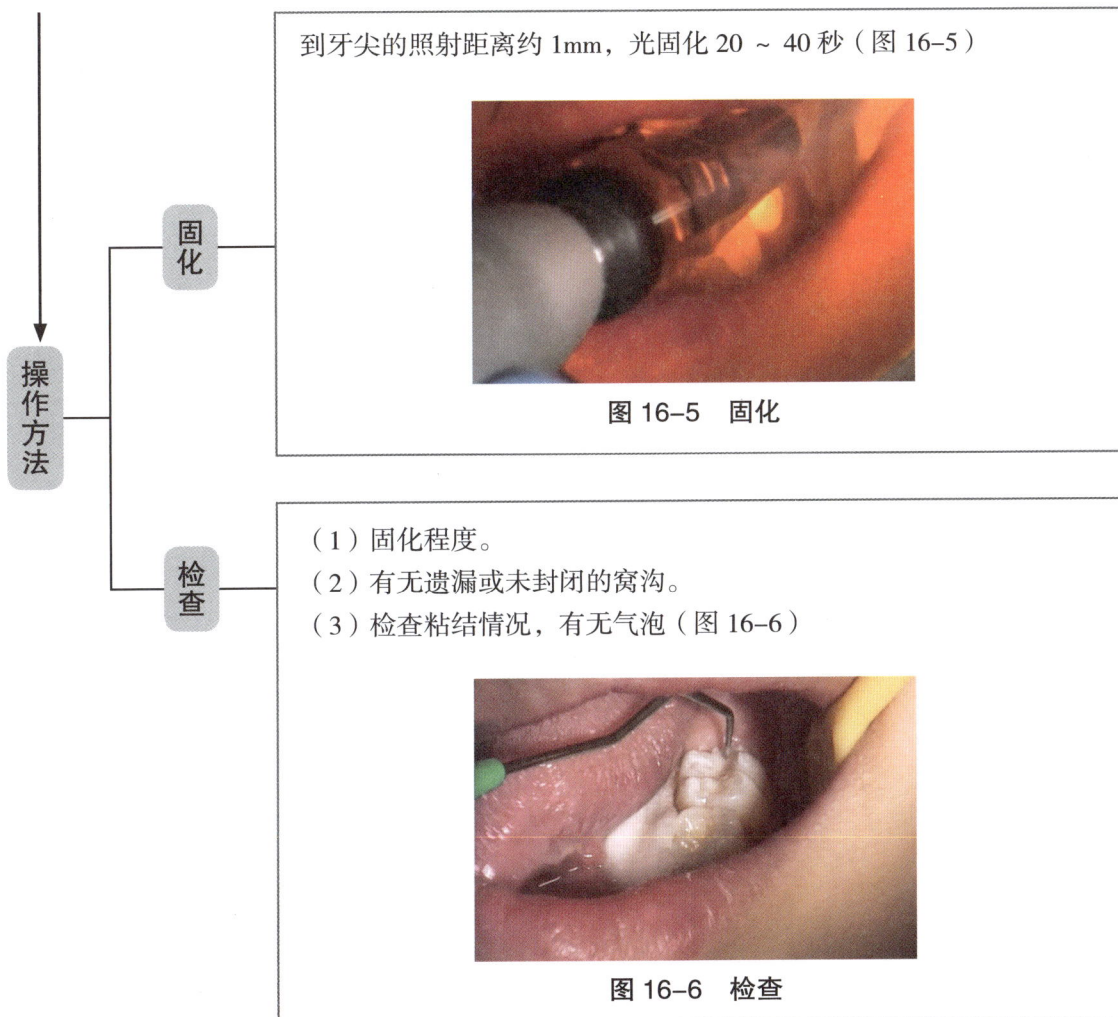

操作方法

固化

到牙尖的照射距离约1mm，光固化20～40秒（图16-5）

图16-5 固化

检查

（1）固化程度。
（2）有无遗漏或未封闭的窝沟。
（3）检查粘结情况，有无气泡（图16-6）

图16-6 检查

三、注意事项

（1）清洁时首先注意必须用机用小毛刷配合三用枪进行牙面窝沟的清洁，单独使用三用枪达不到清洁效果；其次不能忽视上颌磨牙舌（腭）沟和下颌磨牙颊沟的清洁，如果有的窝沟在机用小毛刷清洁后仍有软垢存留，可用探针配合三用枪清洁。

（2）注意酸蚀剂涂布的面积不能过大，否则可能腐蚀牙龈；另外，还应注意隔湿，防止舌体运动触及酸蚀剂导致的腐蚀；下颌磨牙的颊沟、上颌磨牙的舌（腭）沟要酸蚀到，不要遗漏；无论上磨牙，还是下磨牙，视野不是十分清楚时应配合使用口镜，避免遗漏牙面窝沟的酸蚀。

（3）注意防止三用枪有油和水污染，可在干燥前先试一下三用枪，确保气枪仅有压缩空气时再进行吹干牙面，防止水油气混合影响干燥效果；当干燥上磨牙窝沟时，控制气枪，使气流不要太大，以免溅起唾液污染牙面；干燥过程中如果唾液分泌太多，可以同时配合使用吸唾器。

（4）注意涂布封闭剂前，应确认牙面处于干燥状态；封闭剂不要涂的太多，以免形成咬合高点，导致封闭剂过早脱落；封闭剂应涂在窝沟处，尖嵴不要涂布，以免影响咬合；涂布过程中应避免气泡产生，可用小毛刷或探针排除气泡。

（5）注意为避免交叉感染，一般光固化灯头都套有灯套，在固化时应避免灯套接触封闭剂，导致封闭剂表面形态改变；另外，严格按照产品说明和光固化灯的强度操作，保证封闭剂完全固化。

（6）注意不要遗漏下磨牙颊沟和上磨牙舌（腭）沟的检查；注意牙面远中窝沟、下磨牙颊沟和上磨牙舌（腭）沟的封闭剂过多波及龈缘，调磨时应避免对牙龈的损伤。

（7）建议做完封闭，最好在 3~6 个月做一次复查，以后每年做口腔常规检查时，应同时检查封闭的牙齿，以便及时发现有无封闭剂脱落的情况，及时给予修补。

知识链接

1. 窝沟封闭　是口腔基本操作技术的其中一项，为第二考站选考项目。考试过程中注重考查考生操作的过程及注意事项等。考试方法：考生自主在离体磨牙上操作。

2. 评分标准（表 16-1）

表16-1　窝沟封闭术评分标准

学生姓名		性别		年龄		班级	
练习项目	项目细化		权重分		评分	备注	
窝沟封闭	器械准备		2			清洁牙面、酸蚀、冲洗和干燥、涂布封闭剂、固化、检查	
	操作过程		6				
	说出注意事项		2				
	合计		10				
教师签名：							

测试题

一、单选题

1. 患儿, 男性, 8 岁, 第一恒磨牙窝沟深且能卡住探针, 该儿童应选用什么样的预防措施 ( )

A. 窝沟封闭

B. 现场试验

C. 局部用氟

D. 口腔健康教育

E. 充填治疗

正确答案: A

答案解析: 患儿, 8 岁, 第一恒磨牙萌出不久, 窝沟深且能卡住探针, 属于窝沟封闭的适应证。

2. 酸蚀应用的最合适的磷酸浓度是 ( )

A. 10% ~ 20%

B. 20% ~ 30%

C. 30% ~ 40%

D. 40% ~ 50%

E. 85%

正确答案: C

答案解析: 酸蚀一般最合适的磷酸浓度为 37%。

3. 以下哪项 "窝沟封闭" 的概念是不正确的 ( )

A. 少量去除牙体组织

B. 在咬合面、颊面或舌面的点隙裂沟涂布一层粘结性树脂

C. 保护牙釉质不受细菌及代谢产物侵蚀

D 最终达到预防龋病发生

正确答案: A

答案解析: 窝沟封闭时无须去除牙体组织。

4. 学龄儿童最常采用的防龋措施有（　　）

A. 窝沟封闭

B. 定期洁治

C. 用含氟牙膏刷牙

D. 口服氟片

E. 氟水漱口

正确答案：A

答案解析：学龄前儿童更适合做窝沟封闭。

5. 窝沟封闭成功的关键是（　　）

A. 酸蚀时间长

B. 酸蚀面积大

C. 光固化时间适宜

D. 涂布封闭剂有气泡

E. 酸蚀后不被唾液污染

正确答案：E

答案解析：酸蚀后如果被唾液污染，窝沟封闭剂就不能很好地与牙体组织粘结，后期容易脱落。

二、简答题

1. 简述窝沟封闭的操作步骤。

答：窝沟封闭的操作可分为清洁牙面、酸蚀、冲洗和干燥、涂布封闭剂、固化、检查6个步骤。

2. 简述窝沟封闭的适应证有哪些。

答：窝沟特别深，特别是可以插入探针，其他牙齿特别是对侧同名牙患龋齿，或有患龋倾向者。

实训十七

磨牙Ⅱ类洞制备术

窝洞预备是指通过牙体外科手术将龋坏组织去净，并按要求制备成一定形状的洞，以容纳和支持修复材料。磨牙Ⅱ类洞为发生于后牙邻面的龋损所备的窝洞。磨牙Ⅱ类洞制备术包括邻面梯形固位形和𬌗面鸠尾固位形。

技术操作

一、目的
防止充填体脱落。

二、操作步骤

| 器械准备 | 高速涡轮机头、低速手弯机头、三用枪、涡轮裂钻、球钻、倒锥钻 |

操作方法　邻面洞制备

用喷水冷却的涡轮裂钻从牙的近中或远中边缘嵴钻入。采用间断点磨方式钻磨牙体组织。在向深处钻磨的同时应向颊舌方向扩展至自洁区，形成微向外敞的颊、舌壁，洞壁和釉柱方向保持一致，去除无基釉；龈壁位置定在釉牙骨质界𬌗方 0.5 ~ 1mm 处，龈壁平直，邻面洞深 1.0 ~ 1.5mm。轴壁与牙长轴平行，与牙邻面弧度一致；邻面洞外形为略向𬌗面聚拢的梯形（图 17-1）

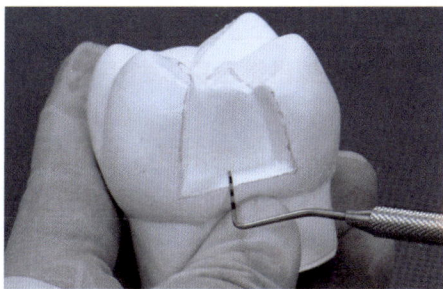

图 17-1　邻面洞制备

操作方法 — 骀面洞制备

为鸠尾形。邻面洞向咬合面扩展，包括窝沟在内形成鸠尾洞形的膨大部。在颊舌尖之间缩窄，形成鸠尾峡部，峡部宽度一般在后牙为所在颊舌牙尖间距的 1/4 ~ 1/3，前牙为邻面洞舌方宽度 1/3 ~ 1/2。鸠尾峡部与轴髓线角不能重叠，应位于轴髓线角内侧，轴髓线角应圆钝。骀面深 1.5 ~ 2.0mm。邻面洞与咬合面洞内各点线角要求清楚（图 17-2）

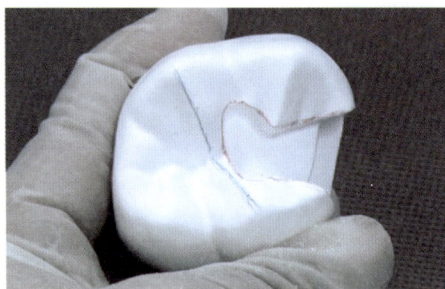

图 17-2　骀面洞制备

修整检查洞形

底平、壁直、点线角清晰圆钝，洞缘角呈直角。保留牙尖斜嵴，剩余牙体组织有足够抗力，无薄壁弱尖

三、注意事项

（1）邻面形态呈梯形，龈阶位于釉牙骨质界骀方 1mm 左右，深度为釉牙骨质界内 0.5 ~ 1mm。

（2）骀面鸠尾的峡部位于颊、舌尖之间，轴髓线角的内侧；鸠尾峡小于邻面洞宽，与邻面洞宽比例为 2 : 3 或 1 : 2；小于膨大部洞宽。鸠尾峡的膨大部位于中央窝，颊、舌侧对称膨出；小于邻面洞宽，骀面深度在釉牙本质界下 1mm。

（3）制备洞形时须去净龋坏组织，尽量保留健康牙体组织。同时注意保护牙髓组织，避免意外穿髓；要有良好的抗力形、固位形；选用合适的支点，钻针方向与咬合面垂直。

知识链接

1. 口腔执业医师实践技能考试第二站口腔内科学考试内容 包括开髓术、龈上洁治术、磨牙Ⅱ类洞制备术。考试过程中注重考查考生无菌观念、爱伤意识、器械的正确使用和医患体位。考试方法：学生自主在离体磨牙上制备Ⅱ类洞。如出现穿髓孔，则该项目为"0"分。本节磨牙Ⅱ类洞制备术是基本操作技术项目的其中一项，为第二考站选考项目。

2. 评分标准（表17-1）

表17-1 磨牙Ⅱ类洞制备术评分标准

学生姓名		性别		年龄		班级	
练习项目	项目细化		权重分	评分		备注	
离体磨牙复面洞制备术	操作过程	握持方式及支点	2		左手将离体牙固定握持，操作中𬌗面始终朝向上方，不能随意翻转		
			2		右手持笔式握持机头，右手以环指或中指为支点		
		操作程序	6		由边缘嵴入钻，先预备邻面洞，向牙颈部加深的同时向颊舌方向扩展		
			8		由邻面向𬌗面中央扩展，形成鸠尾		
		操作动作	2		点磨，喷水冷却，直接进入欲达深度，钻针方向始终与牙长轴平行		
	合计		20				
教师签名：							

测试题

单选题

1. 磨牙 II 类洞是指（　　）

A. 发生在窝沟的龋损所制备的洞

B. 发生在前牙舌面龋损所制备的洞

C. 发生在前牙邻面龋损所制备的洞

D. 发生在后牙邻面龋损所制备的洞

正确答案：D

答案解析： 发生于后牙邻面的龋损所制备的窝洞，称为 II 类洞。包括磨牙和前磨牙的邻面洞、邻𬌗面洞和邻颊（舌）面洞，以磨牙邻𬌗面洞为典型代表。

2. 磨牙 II 类洞制备时𬌗面鸠尾峡的宽度为邻面边缘嵴处洞口宽度的（　　）

A. 1/10

B. 1/5

C. 1/4

D. 1/3

正确答案：D

答案解析： 离体磨牙复面洞制备时𬌗面鸠尾峡的宽度为邻面边缘嵴处洞口宽度的 1/2 或 1/3。

3. 𬌗面鸠尾峡的底部位于釉牙本质界𬌗方（　　）

A.0.2mm

B.0.5mm

C.1mm

D.2mm

正确答案：C

答案解析： 𬌗面鸠尾峡的底部位于釉牙本质界𬌗方 1mm。

4.关于洞形制备下列说法不正确的是（　　）

A.制备洞形时需去净龋坏组织，尽量保留健康牙体组织

B.注意保护牙髓组织，避免意外穿髓

C.要有良好的抗力形、固位形

D.选用合适的支点，钻针方向与咬合面平行

正确答案：D

答案解析：洞形制备时应选用合适的支点，钻针方向与咬合面垂直。

实训十八

开髓术

开髓术是牙体牙髓治疗的首要步骤，必须熟练掌握。开髓术窝洞制备的形状、大小和方向应与牙髓腔解剖形状相同。既要将髓室顶揭除干净，又不能过多破坏健康牙体组织，要保留髓壁、髓室底和根管口的自然形态。操作应规范、到位，保证后续治疗的顺利。

技术操作

一、目的
形成可用根管治疗器械经开髓窝洞进入根管口达到根尖的直线通路。

二、操作步骤

操作前准备	高速涡轮机、低速手机、裂钻、球钻、探针、10 或 15 号根管锉、离体牙等

握持方式	右手握笔式握机头，以环指做支点。左手将离体牙固定握持，操作中𬌗面始终朝向上方，不能随意翻转

开髓位置洞型	上前牙：舌面窝中央近舌隆突处呈底朝向切缘，尖朝向牙颈部的圆钝三角形。 下前牙：舌隆突上方的切龈径长，近远中径窄的椭圆形。 上前磨牙：𬌗面中央开髓洞型成椭圆形，颊舌径大于近远中径。 下前磨牙：𬌗面中央偏近颊尖进入，洞形为颊舌径略长的椭圆形。 下颌磨牙：𬌗面中央偏颊侧的圆长方形。 上颌磨牙：𬌗面中央窝圆三角形，底在颊侧，顶在腭侧

开髓方法	点磨	确定开髓位置洞型，选用一号球钻钻入，钻针方向始终与牙长轴平行（图18-1）。𬌗面中央窝进入，逐渐扩大，加深开髓窝洞，制成一近髓深洞	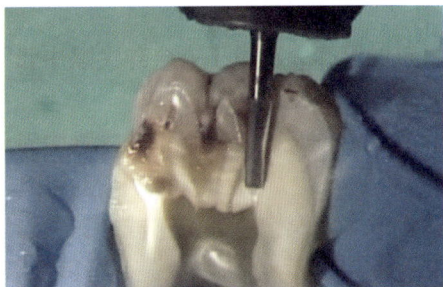

图 18-1　钻针方向始终与牙长轴平行

于髓角处穿髓，此时应有落空感，进入髓腔后改用低速球钻提拉除净髓室顶，修整髓室侧壁，达到用探针小弯不能钩住髓室顶边缘，并注意钻针不可进入太深，以免损伤髓室底。检查髓室顶是否去净（图 18-2）

揭髓室顶

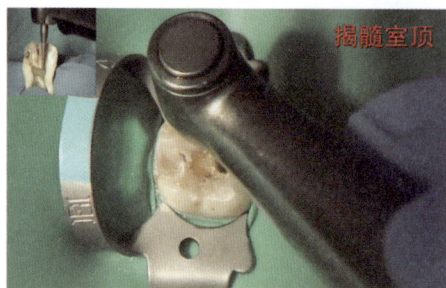

图 18-2　检查髓室顶

操作方法

暴露根管口 修整髓室侧壁

修整髓室侧壁去除牙本质领，暴露所有根管口

用根管锉定位根管口，要求用根管器械自开髓口可直线探入根管，探查根管数目及位置（图 18-3）

探查根管口

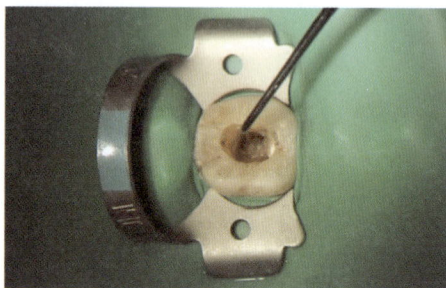

图 18-3　探查根管口

三、注意事项

（1）正确选择器械，操作过程中应有支点。禁止持续施压钻磨。

（2）充分暴露根管口，不要将髓角误认为根管口。

（3）钻针要与牙长轴平行，避免侧穿。

（4）用探针大弯端对四壁检查，髓室顶要揭净。去除髓室侧壁牙本质领，充分暴露根管口，不应遗漏根管口。

（5）不要过多破坏牙体组织。

知识链接

1. 口腔执业医师实践技能考试第二站口腔内科学考试内容 包括开髓术、龈上洁治术、离体磨牙 II 洞制备术。考试过程中注重考查基本操作过程、器械的正确使用和医患体位。考试方法：学生自主在离体磨牙上开髓。如有髓室侧穿或髓室底穿孔，则为操作失败，该项目为"0"分。本节开髓术是基本操作项目的其中一，为第二考站选考项目。

2. 评分标准（表18-1）

表18-1 开髓术评分标准

学生姓名		性别		年龄		班级	
练习项目	项目细化		权重分		评分	备注	
开髓术	器械选择		2.5			器械选择：高速涡轮机、低速弯机头、裂钻、球钻10或15号根管锉	
	开髓握持方式及支点		2.5			右手笔式握机头以环指为支点	
	操作动作及过程		15			①设计入口洞型；②点磨；③揭髓室顶；④修整髓室侧壁；⑤探查根管口	
合计			20				
教师签名：							

测试题

单选题

1. 开髓术操作不合要求的是（　　）

A. 钻针方向与牙长轴平行

B. 由较突出的髓角处穿孔进入髓腔

C. 用球钻提拉式磨除髓顶

D. 只要暴露根管口即可

正确答案： D

答案解析： 髓室顶要揭净。去除髓室侧壁牙本质领，充分暴露根管口，不应遗漏根管口。

2. 髓腔预备的要求如下，除外的是（　　）

A. 揭髓室顶

B. 尽量扩大根管口

C. 修整髓室侧壁暴露根管口

D. 按牙位正确开髓

正确答案： B

答案解析： 开髓步骤为设计入口洞型、点磨、揭髓室顶、修整髓室侧壁、探查根管口。不会扩大破坏根管口。

实训十九

龈上洁治术

龈上洁治术是用洁治器械去除龈上菌斑、龈上牙石、软垢和色渍，并磨光牙面，防止或延迟龈上菌斑和牙石的再沉积。用于龈上洁治的器械有超声波洁治器与手动洁治器。

技术操作

一、目的

去除龈上菌斑、龈上牙石、软垢和色渍，防止或延迟龈上菌斑和牙石的再沉积。

二、操作步骤

操作前准备

体位调整

患者体位：洁治下颌牙时下牙咬合平面基本与地面平行，洁治上颌牙时上牙咬合平面与地面成 45°～ 90°。

医师体位：根据洁治的牙位不同，医师可在患者的 7 点至 2 点之间位置，医师的肘部高度与患者的头部水平一致

器械选择

（1）镰形洁治器。4 把，前牙 2 把不成对，分直角、大弯形（图 19-1）；后牙 2 把，成对，分左右（图 19-2）。

（2）锄形洁治器。2 把，成对，分左右（图 19-3）。

根据所治疗的部位正确选择洁治器

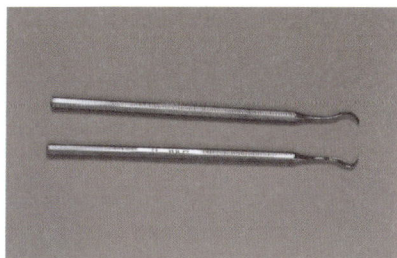

图 19-1　镰形洁治器
前牙 2 把，不成对

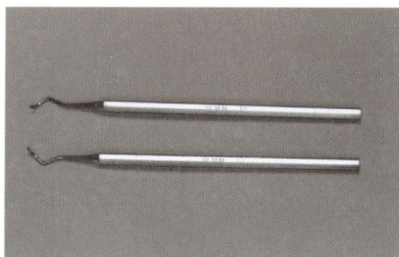

图 19-2　镰形洁治器
后牙 2 把，成对

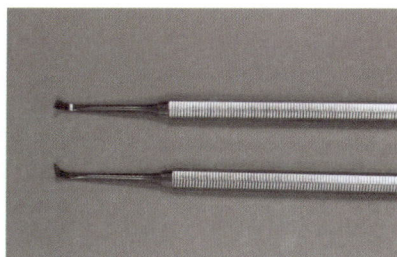

图 19-3　镰形洁治器
2 把，成对

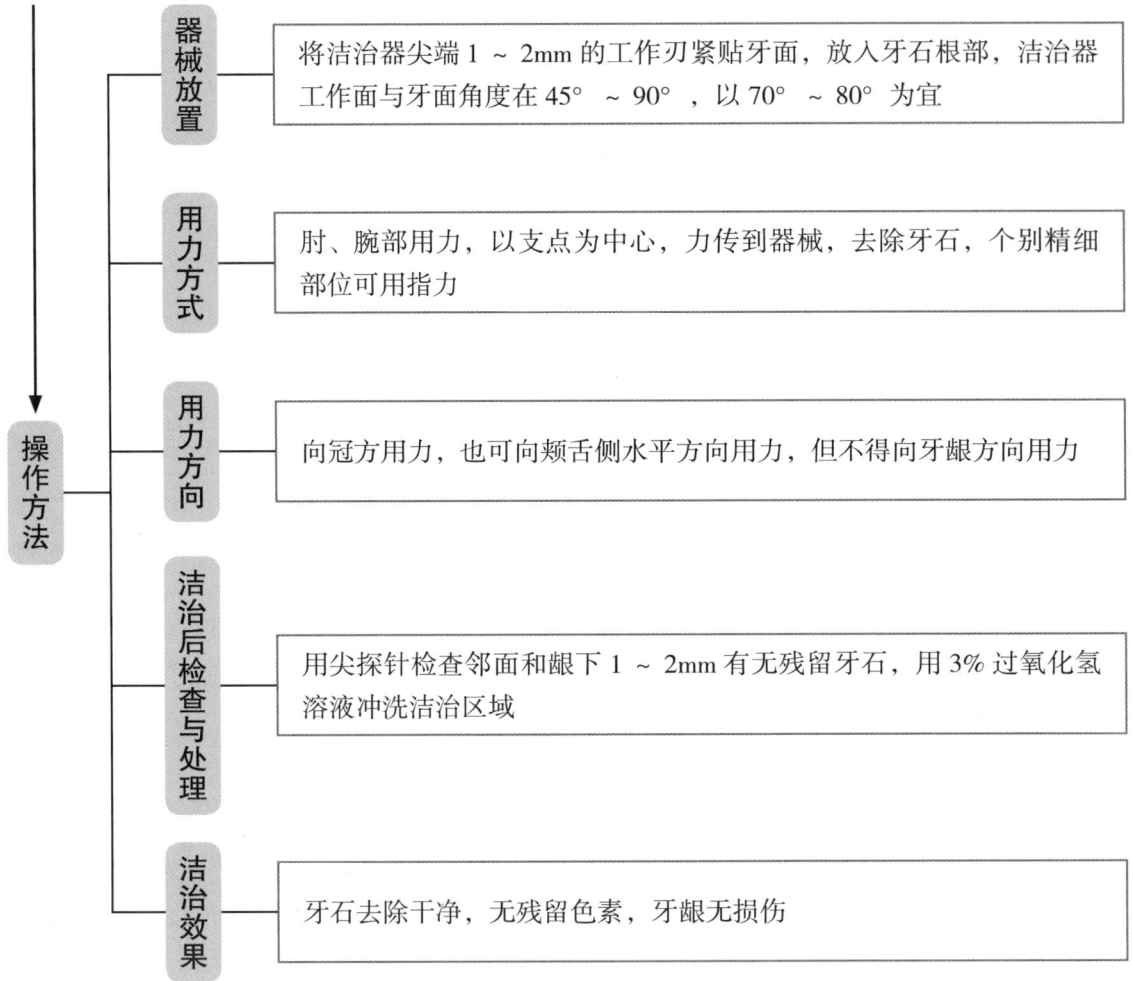

器械放置	将洁治器尖端 1 ~ 2mm 的工作刃紧贴牙面，放入牙石根部，洁治器工作面与牙面角度在 45° ~ 90°，以 70° ~ 80° 为宜
用力方式	肘、腕部用力，以支点为中心，力传到器械，去除牙石，个别精细部位可用指力
用力方向	向冠方用力，也可向颊舌侧水平方向用力，但不得向牙龈方向用力
洁治后检查与处理	用尖探针检查邻面和龈下 1 ~ 2mm 有无残留牙石，用 3% 过氧化氢溶液冲洗洁治区域
洁治效果	牙石去除干净，无残留色素，牙龈无损伤

操作方法

三、注意事项

（1）医患体位。医师肘部的高度应与患者颌面部高度一致。

（2）根据不同位置选择合适器械。

（3）无支点或仅以环指为支点，容易导致牙石不能被有效除去，也会造成器械滑动对牙周组织形成损伤。

（4）操作中洁治器面与牙面的角度保持在 45° ~ 90°，以 70° ~ 80° 为宜。

（5）操作中用力方式不正确，在牙石表面层层刮削，导致牙面残留薄层牙石。应注意肘 – 腕部用力，将牙石整块去除。

（6）洁治完成后应用 3% 的过氧化氢溶液冲洗治疗区。

知识链接

1. 口腔执业医师实践技能考试第二站口腔内科学考试内容 包括开髓术、龈上洁治术、离体磨牙复面洞制备术。考试过程中注重考查考生无菌观念、爱伤意识、器械的正确使用和医患体位。考试方法：学生自主在模型上操作。本节龈上洁治术是基本操作技术项目的其中一项，为第二考站选考项目。

2. 评分标准（表 19-1）

表19-1 龈上洁治术评分标准

学生姓名		性别		年龄		班级	
练习项目	项目细化		权重分		评分	备注	
龈上洁治术	体位调整		1				
	器械选择		2				
	器械握持		1				
	器械放置和角度		2				
	施力动作		2				
	残石检查		1				
	抛光、上药		1				
合计			10				
教师签名：							

测试题

简答题

1. 洁治时医患体位怎样调整？

答：（1）患者体位。上身向后仰靠，使患者的头部与医师的肘部平齐。洁治下颌牙时下牙咬合平面基本与地面平行，洁治上颌牙时上牙咬合平面与地面约成45°。

（2）医师体位。在洁治时医生的肘部应与患者的头部位置平齐。根据所洁治牙的不同，医师可移动至患者的右前方，有时也在右后方、正后方或左后方，即医师可在患者的7点位至2点位之间的位置。

2. 龈上洁治术手用器械怎样选择？

答：根据所治疗的部位选择洁治器。①前牙。有直角形洁治器、大镰刀形洁治器。其工作端、颈、柄在同一平面上。②后牙。弯镰刀形洁治器，成对，其颈部形成一定角度，使工作端适应后牙外形，因其形似牛角形，也称牛角形洁治器。③颊、舌侧分别使用成对器械中的一支，选择的关键是使用时器械的工作面能与牙面形成的角度保持在45°～90°，以70°～80°为宜。大镰刀形洁治器也可用于后牙洁治。后牙颊舌面色素的去除也可用左右成对的锄形洁治器。

3. 简述龈上洁治术操作步骤。

答：①抗菌液含漱；②1%碘酊涂擦；③分区洁治；④探针细查；⑤抛光；⑥冲洗上药。

实训二十

上牙槽后神经阻滞麻醉

扫描二维码，观看操作视频

阻滞麻醉是将局麻药液注射到神经干或其主要分支附近，以阻断神经末梢传入的刺激，使被阻断的神经分布区域产生麻醉效果的麻醉方法。上牙槽后神经阻滞麻醉又称上颌结节注射法，用于上颌磨牙的拔除以及相应的颊侧牙龈、黏膜和上颌结节部的手术。

技术操作

一、目的

用于上颌磨牙的拔除以及相应的颊侧牙龈、黏膜和上颌结节部的手术。

二、操作步骤

| 评估 | 上牙槽后神经阻滞麻醉又称上颌结节注射法，适用于上颌磨牙的拔除以及相应的颊侧牙龈、黏膜和上颌结节部的手术 |

| 操作前准备 | （1）医护准备。衣帽整洁。
（2）用物准备。仿头模模型、一次性口腔器械盒、一次性橡胶手套、一次性注射器、2% 利多卡因、1% 碘酊 |

操作方法

| 体位 | 患者取坐位，半张口，上颌骀平面与地平面成45° |

| 进针 | 一般以上颌第二恒磨牙远中颊侧根部前庭沟作为进针点 |

| 进针角度及方向 | 注射针与上颌牙的长轴成40°，向上后内刺入，进针时针尖沿着上颌结节弧形表面滑动（图20-1） |

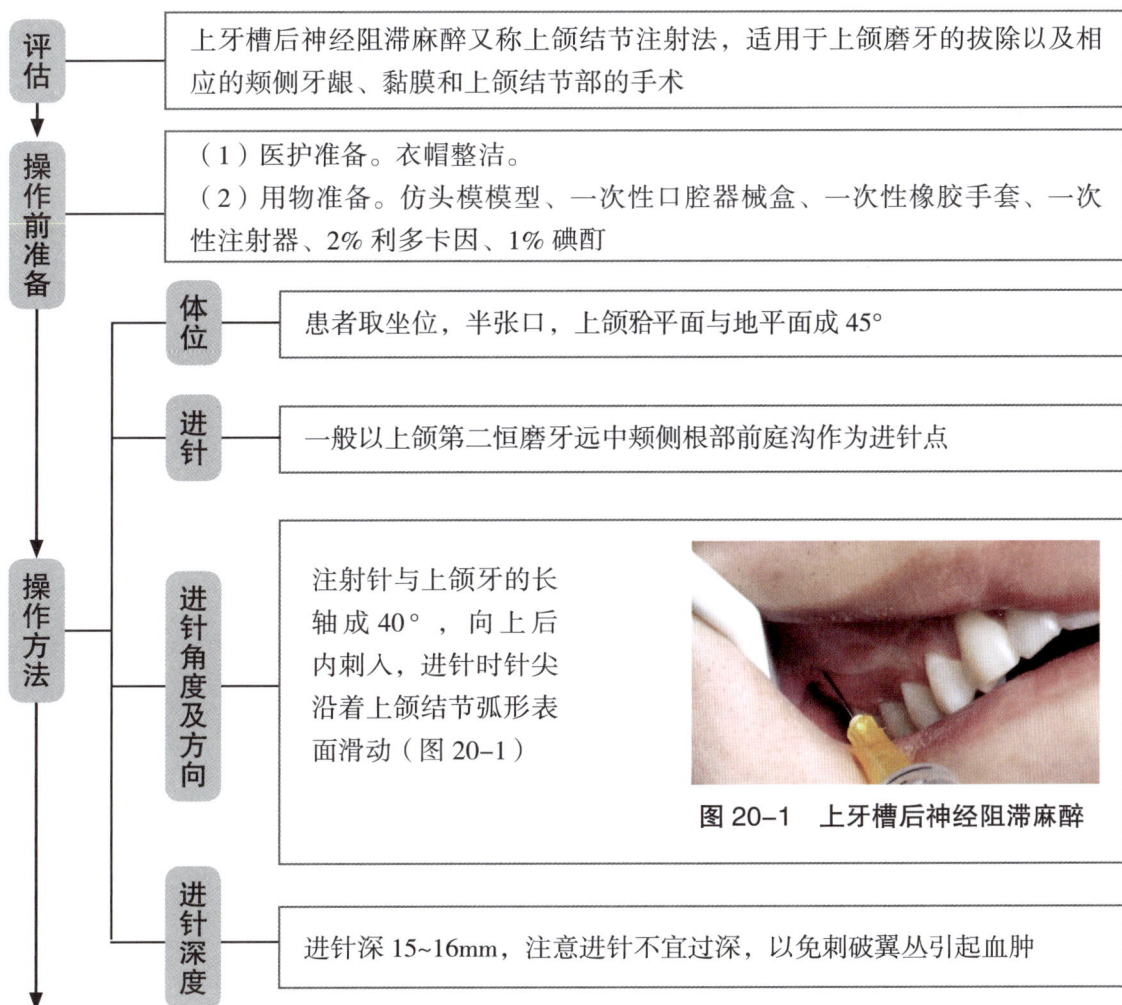

图 20-1　上牙槽后神经阻滞麻醉

| 进针深度 | 进针深 15~16mm，注意进针不宜过深，以免刺破翼丛引起血肿 |

操作方法	麻醉药用量	回抽无血，注入麻醉药 1.5~2ml

三、注意事项

（1）阻滞麻醉在神经干附近注射麻醉药以阻断神经传导，由于注射位置一般较深，故须注意严格无菌操作，以免造成深部感染，引起不良后果。

（2）调整体位。患者取坐位，半张口，上颌𬌗平面与地平面成45°。

（3）注射麻醉药前应先回抽检查，以免误入血管，然后缓慢注入。

知识链接

1. 口腔执业医师实践技能考试第二站口外考试内容　包括牙拔除术、上牙槽后神经阻滞麻醉、下牙槽神经阻滞麻醉、口内缝合术。考试过程中注重考查考生无菌观念、爱伤意识、器械的正确使用和医患体位。考试方法：考生自主在颅骨上操作。本节上牙槽后神经阻滞麻醉是基本操作技术项目的其中一项，为第二考站选考项目。考生边叙述边用注射器在颅骨上实施操作，必要时考官提问。

2. 评分标准（表20-1）

表20-1　上牙槽后神经阻滞麻醉评分标准

学生姓名		性别		年龄		班级	
练习项目	项目细化		权重分		评分	备注	
上牙槽后神经阻滞麻醉	体位		1			患者取坐位，半张口，上颌𬌗平面与地平面成45°	
	进针点		2			一般以上颌第二恒磨牙远中颊侧根部前庭沟作为进针点	
	进针角度及方向		2			注射针与上颌牙的长轴成40°，向上后内刺入，进针时针尖沿着上颌结节弧形表面滑动	
	进针深度		1			深 15~16mm	
	回抽		1			回抽无血	
	麻药量		1			注入麻醉药 1.5~2ml	
	麻醉区域及效果		2			除第一磨牙颊侧近中根外的同侧磨牙的牙髓、牙周膜、牙槽突及其颊侧的骨膜、牙龈黏膜	
	合计		10				
教师签名：							

测试题

单选题

1. 上牙槽后神经阻滞麻醉的重要标志是（　　）

A. 上颌结节

B. 颏孔

C. 牙槽孔

D. 尖牙窝

E. 颏棘

正确答案：A

答案解析： 上牙槽后神经阻滞麻醉又称上颌结节注射法，进针时针尖沿着上颌结节弧形表面滑动，深约 2cm，回抽无血，注入麻醉药 1.5 ～ 2ml。

2. 上牙槽后神经阻滞口内注射法患者最佳体位是（　　）

A. 患者取坐位，头直立，大张口，上颌𬌗平面与地平面平行

B. 患者取坐位，头微仰，半张口，上颌𬌗平面与地平面成 45°

C. 患者取坐位，头后仰，大张口，上颌𬌗平面与地平面成 75°

D. 患者取坐位，头后仰，大张口，上颌𬌗平面与地平面成 45°

E. 患者取坐位，头直立，半张口，上颌𬌗平面与地平面成 45°

正确答案：B

答案解析： 上牙槽后神经阻滞麻醉，患者取坐位，头后仰，上颌𬌗平面与地平面成 45°。嘱患者半张口，以上颌第二恒磨牙远中颊侧根部前庭沟作为进针点，注射针与上颌牙的长轴成 45°。

3. 上牙槽后神经口内注射法进针深度约为（　　）

A. 0.5cm

B. 1cm

C. 2cm

D. 3cm

E. 4cm

正确答案：C

答案解析：上牙槽后神经阻滞麻醉，患者取坐位，头后仰，上颌𬌗平面与水平面成45°。嘱患者半张口，以上颌第二恒磨牙远中颊侧根部前庭沟作为进针点，注射针与上颌牙的长轴成45°，向上后内刺入，进针时针尖沿着上颌结节弧形表面滑动，深约2cm，回抽无血，注入麻醉药1.5～2ml。

实训二十一

下牙槽神经阻滞麻醉

下牙槽神经阻滞麻醉是将麻醉药注射到翼下颌间隙内，故亦称翼下颌注射法。针尖一般应达到下牙槽神经进入下颌孔前，在下颌小舌平面以上的下颌神经沟附近，麻醉药可顺沟流至下颌孔，从而麻醉下牙槽神经。临床下牙槽神经阻滞麻醉常采用口内直接注射法。

技术操作

一、目的

麻醉同侧下颌骨、下颌牙、牙周膜、前磨牙至中切牙唇（颊）侧牙龈、黏骨膜及下唇部，以下唇麻木作为注射成功的主要标志。

二、操作步骤

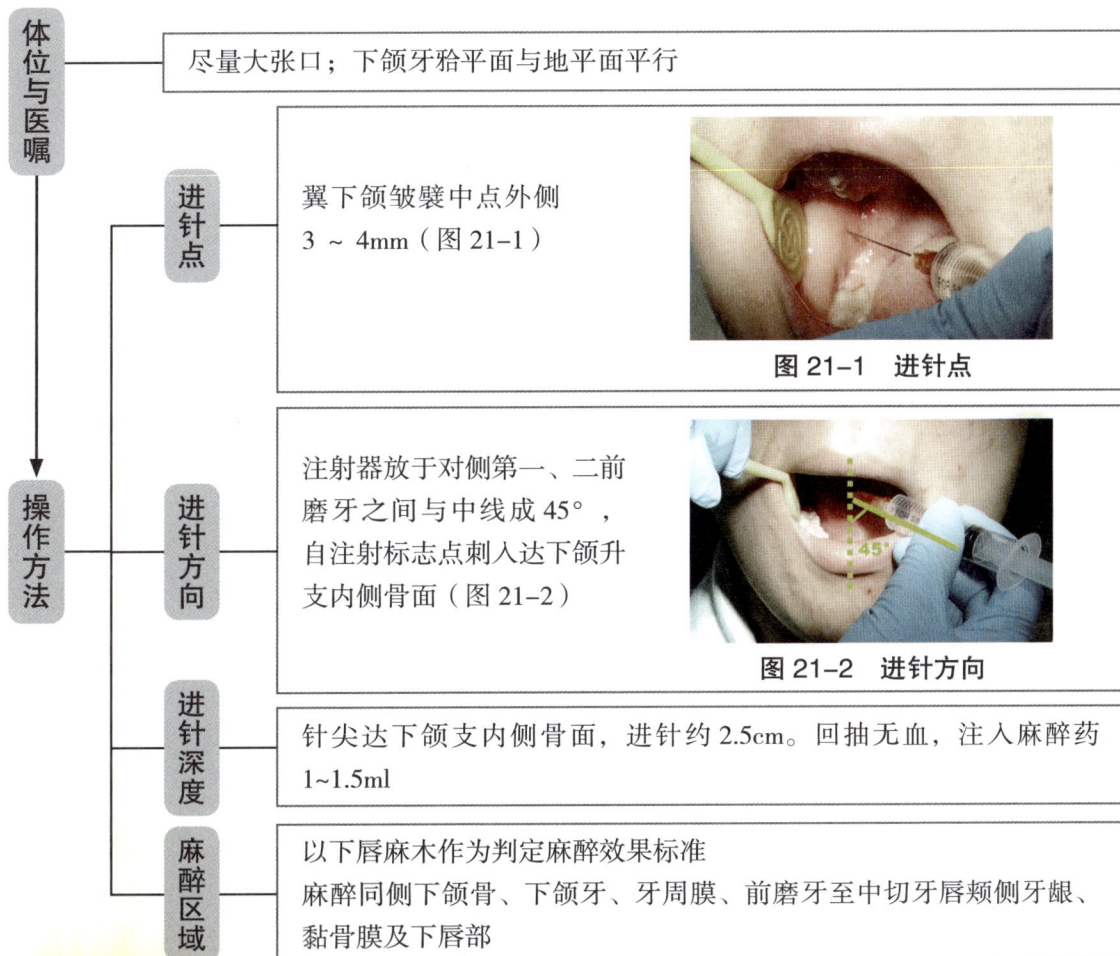

体位与医嘱		尽量大张口；下颌牙拾平面与地平面平行
操作方法	进针点	翼下颌皱襞中点外侧3～4mm（图21-1）
		图21-1 进针点
	进针方向	注射器放于对侧第一、二前磨牙之间与中线成45°，自注射标志点刺入达下颌升支内侧骨面（图21-2）
		图21-2 进针方向
	进针深度	针尖达下颌支内侧骨面，进针约2.5cm。回抽无血，注入麻醉药1~1.5ml
	麻醉区域	以下唇麻木作为判定麻醉效果标准 麻醉同侧下颌骨、下颌牙、牙周膜、前磨牙至中切牙唇颊侧牙龈、黏骨膜及下唇部

三、注意事项

（1）注意局部麻醉的并发症。

（2）行口内注射法时，为了防止注射失败，在注射麻醉药之前，应注意观察下颌形态，考虑可能影响下颌孔位置的因素，下颌升支的宽度越大，下颌孔到升支前缘的距离也越大，进针深度应相应增加；下颌弓越宽，注射针尖应尽量往对侧的磨牙区后靠，即加大与中线所成的夹角角度，以使针头避开下颌骨内斜嵴的阻挡，容易准确到达下颌孔；下颌角的角度越大，下颌孔的位置也相应变高，注射时进针应适当加以调整。

知识链接

1. 口腔执业医师实践技能考试第二站口外考试内容　包括牙拔除术、上牙槽后神经阻滞麻醉、下牙槽神经阻滞麻醉、口内缝合术。考试过程中注重考查考生无菌观念、爱伤意识、器械的正确使用和医患体位。考试方法：考生自主在颅骨上操作。本节下牙槽神经阻滞麻醉是基本操作技术项目的其中一项，为第二考站选考项目。考生边叙述边用注射器在颅骨上实施操作，必要时考官提问。

2. 评分标准（表21-1）

表21-1　下牙槽神经阻滞麻醉评分表

学生姓名		性别		年龄		班级	
练习项目	项目细化		权重分		评分	备注	
下牙槽神经阻滞麻醉	体位及医嘱		3				
	操作过程		7			进针点	
						进针方向	
						进针深度	
						麻醉效果	
						麻醉区域	
	合计		10				
教师签名：							

测试题

单选题

1.下列关于下牙槽神经阻滞麻醉的描述错误的是（　　）

A.又称为下颌孔注射法或翼下颌注射法

B.临床常用口外注射法

C.进针点为颊脂垫尖，翼下颌皱襞中点外侧 3 ~ 4mm

D.回抽无血后推注药物

E.下唇麻木为注射成功标志

正确答案：B

答案解析： 临床常用口外注射法。

2.下牙槽神经阻滞麻醉时，针尖深入组织 3.0cm 未触及骨面，应（　　）

A.拔出注射针，重新注射

B.退出 1.0cm，加大进针角度

C.退出 1.0cm，减小进针角度

D.退至黏膜下，加大进针角度

E.退至黏膜下，减小进针角度

正确答案：B

答案解析： 为了防止注射失败，在注射麻醉药之前，应注意观察下颌形态，考虑可能影响下颌孔位置的因素，下颌升支的宽度越大，下颌孔到升支前缘的距离也越大，进针深度应增加；下颌弓越宽，注射针尖应尽量往对侧的磨牙区后靠，即加大与中线所成的夹角角度，以使针头避开下颌骨内斜嵴的阻挡，容易准确到达下颌孔；下颌角的角度越大，下颌孔的位置也相应变高，注射时进针应适当加以调整。

实训二十二

牙拔除术

牙拔除术是运用全身或局部麻醉，通过手术的方法，将不能再行使口腔功能的牙拔除。牙拔除术是口腔颌面外科的基本技能，也是基层口腔治疗的基本操作项目。

技术操作

一、目的
通过牙拔除术的操作流程，掌握口腔颌面外科治疗的基本技能。

二、操作步骤

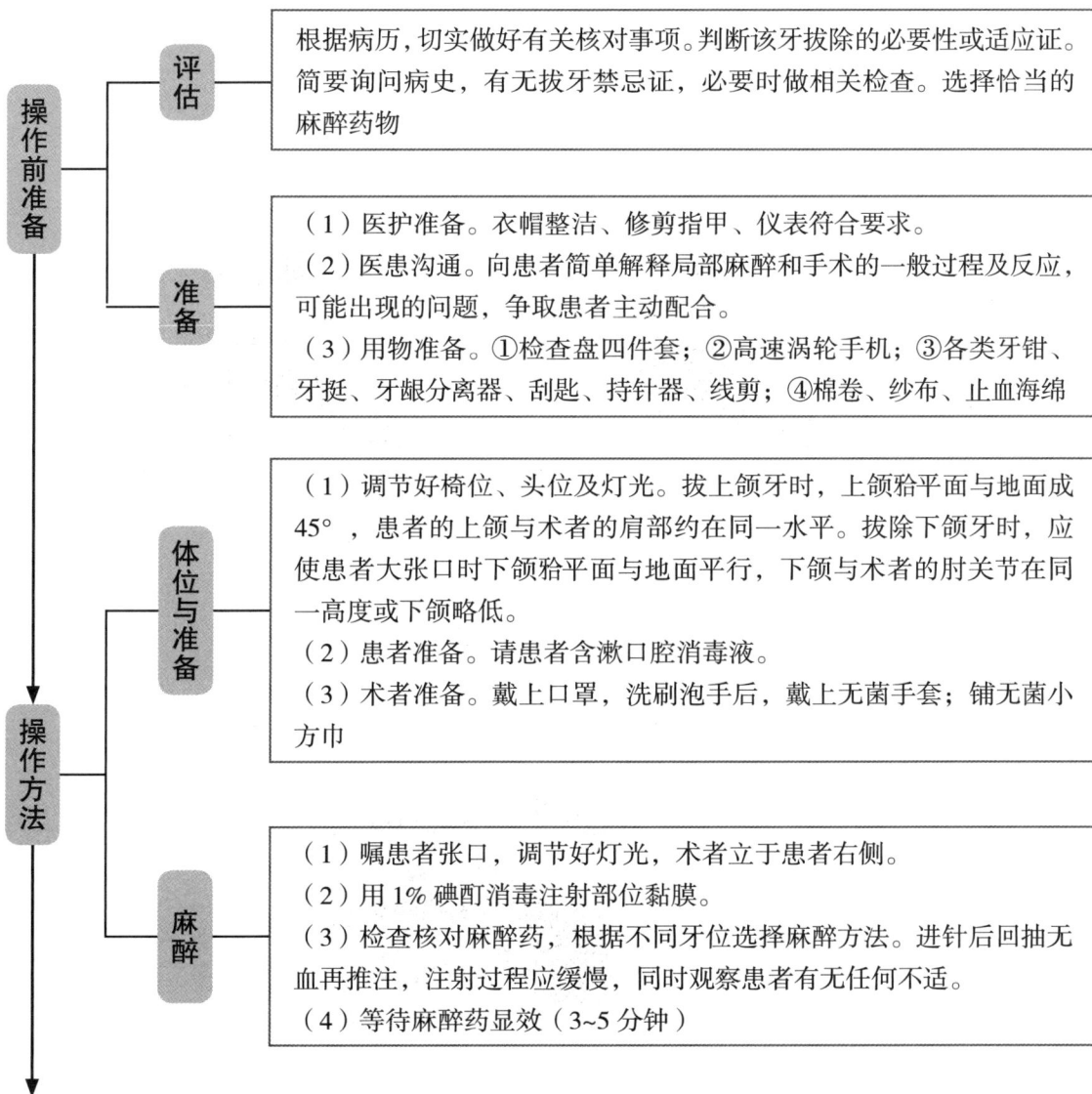

操作前准备

评估
根据病历，切实做好有关核对事项。判断该牙拔除的必要性或适应证。简要询问病史，有无拔牙禁忌证，必要时做相关检查。选择恰当的麻醉药物

准备
（1）医护准备。衣帽整洁、修剪指甲、仪表符合要求。
（2）医患沟通。向患者简单解释局部麻醉和手术的一般过程及反应，可能出现的问题，争取患者主动配合。
（3）用物准备。①检查盘四件套；②高速涡轮手机；③各类牙钳、牙挺、牙龈分离器、刮匙、持针器、线剪；④棉卷、纱布、止血海绵

操作方法

体位与准备
（1）调节好椅位、头位及灯光。拔上颌牙时，上颌𬌗平面与地面成45°，患者的上颌与术者的肩部约在同一水平。拔除下颌牙时，应使患者大张口时下颌𬌗平面与地面平行，下颌与术者的肘关节在同一高度或下颌略低。
（2）患者准备。请患者含漱口腔消毒液。
（3）术者准备。戴上口罩，洗刷泡手后，戴上无菌手套；铺无菌小方巾

麻醉
（1）嘱患者张口，调节好灯光，术者立于患者右侧。
（2）用 1% 碘酊消毒注射部位黏膜。
（3）检查核对麻醉药，根据不同牙位选择麻醉方法。进针后回抽无血再推注，注射过程应缓慢，同时观察患者有无任何不适。
（4）等待麻醉药显效（3~5分钟）

分离牙龈 — 核对牙位、使用牙龈分离器，从龈沟插入，沿游离龈分离牙龈达牙槽嵴顶，操作应有支点

挺松患牙 — 选择合适的牙挺，插入牙根与牙槽骨之间，牙挺的凹槽对着牙根面，左手保护邻近牙齿，右手持牙挺，以牙槽骨为支点，轻轻旋动牙挺，从近中或远中部位逐渐挺松患牙

安放拔牙钳 — 用牙钳夹紧患牙（图 22-1），先做唇舌侧或颊舌侧缓慢摇动，一定程度松动后再用力向外牵引拔出。拔除时应注意对牙龈和对颌牙进行适当保护。单根牙牙根呈锥形者，可以稍加旋转力量拔出；单根牙牙根呈扁平状者及多根牙，应避免旋转力，并顺牙根弯曲方向拔出，切忌扭转（图 22-2）

操作方法

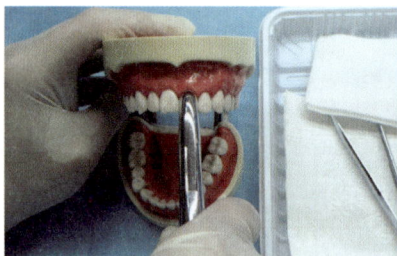

图 22-1 安放牙钳

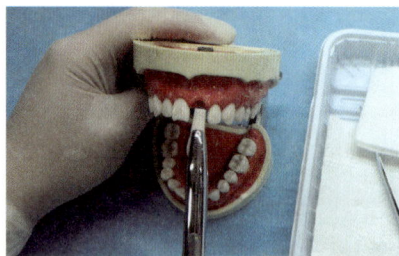

图 22-2 拔除患牙

拔牙窝处理 — （1）拔除患牙后应仔细检查牙根的完整性。
（2）使用刮匙探查、取出拔牙窝内残片、牙石、肉芽组织等，搔刮创面使渗血充盈牙槽窝（图 22-3）。

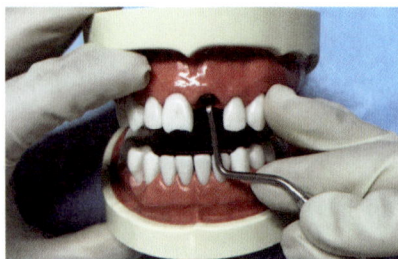

图 22-3 搔刮牙槽窝

（3）用手指按压颊（唇）舌侧牙龈使其复位（图22-4），用小块纱布或棉卷放置在拔牙创面上，嘱患者轻轻咬紧，压迫止血（较大拔牙创口须缝合牙龈）（图22-5）。

（4）揩干净患者口周血迹

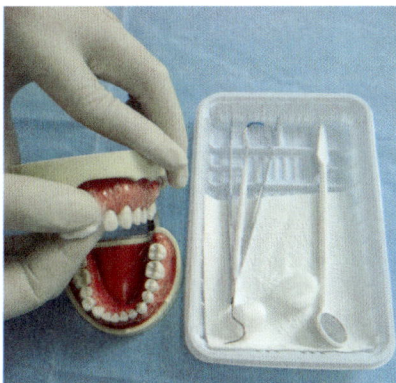

图22-4 复位牙槽骨

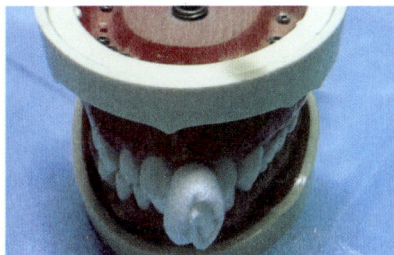

图22-5 纱布止血

操作方法 — 拔牙窝处理

操作后处理

术后医嘱

（1）告知患者拔牙后注意事项，并根据患者具体情况开处方给予抗菌、抗炎、消肿等治疗药物。

（2）说明拔除牙后修复的时间或复查的时间

器械整理

整理操作使用器械，丢弃污物

指导患者

（1）告知患者伤口防护措施。

（2）交代患者后期处理计划

三、注意事项

（1）拔牙前应仔细检查病例，核对牙位。

（2）拔牙时，支点要稳，保护对颌牙。

（3）告知患者拔牙后注意事项，交代患者后期处理计划。

知识链接

1. 口腔执业医师实践技能考试第二站口外考试内容 包括牙拔除术、上牙槽后神经阻滞麻醉、下牙槽神经阻滞麻醉、口内缝合术。考试过程中注重考查考生无菌观念、爱伤意识、器械的正确使用和医患体位。考试方法：考生自主在拔牙模型上边叙述边实施操作，注意若牙位错误，则该项目为"0"分。本节牙拔除术是基本操作技术项目的其中一项，为第二考站选考项目。

2. 评分标准（表22-1）

表22-1　牙拔除术评分标准

班级		学生姓名		性别		年龄	
练习项目	项目细化			权重分	评分	备注	
术前准备	（1）核对病历，简要询问病史，有无拔牙禁忌证，必要时做相关检查。（1分） （2）向患者简单解释局部麻醉和手术的一般过程及反应、可能出现的问题，争取患者主动配合。（1分） （3）医护衣帽整洁、修剪指甲、仪表符合要求；准备用物如下。①检查盘四件套；②高速涡轮手机；③各类牙钳、牙挺、牙龈分离器、刮匙、持针器、线剪；④棉卷、纱布、止血海绵。（1分）			3			
体位与准备	（1）调节好椅位、头位及灯光。拔上下颌牙时，殆平面与地面，上下颌与术者肘关节位置关系。（1分） （2）嘱患者含漱口腔消毒液（1分） （3）术者戴口罩，洗刷泡手，戴手套；铺方巾。（1分）			3			
局部麻醉	（1）嘱患者张口，调节灯光，术者位置。（1分） （2）消毒注射部位。（1分） （3）检查核对麻醉药，选择局部麻醉方法。进针方法及注意事项。（1分）			3			
分离牙龈	（1）核对牙位。（1分） （2）使用牙龈分离器，从龈沟插入，沿游离龈分离牙龈达牙槽嵴顶，操作应有支点。（1分）			2			
挺松患牙	（1）选择合适的牙挺，插入牙根与牙槽骨之间，牙挺的凹槽对着牙根面。（1分） （2）左手保护邻近牙齿，右手持牙挺。（0.5分） （3）以牙槽骨为支点，轻轻旋动牙挺，从近中或远中部位逐渐挺松患牙。（0.5分）			2			

续表

安放拔牙钳	（1）置入牙钳之前再次核对牙位。（1分） （2）将牙钳钳喙准确放置于患牙的唇舌侧或颊舌侧牙颈部，钳喙长轴应与所拔除牙的长轴平行，钳喙充分向根方伸展，夹紧患牙。（1分） （3）确定没有夹持到牙龈。	2		
牙脱位	用牙钳夹紧患牙，先做唇舌侧或颊舌侧缓慢摇动，一定程度松动后再用力向外牵引拔出。拔除时应注意对牙龈和对颌牙进行适当保护。单根牙牙根呈锥形者，可以稍加旋转力量拔出；单根牙牙根呈扁平状者及多根牙，应避免旋转力，并顺牙根弯曲方向拔出，切忌扭转。（2分）	2		
拔牙窝处理	（1）检查所拔牙的完整性。（0.5分） （2）搔刮牙槽窝，去除异物，并使之充盈血。（0.5分） （3）复位牙槽窝，压迫止血。（0.5分） （4）揩干净患者口周血迹。（0.5分）	2		
术后	（1）告知拔牙后注意事项，用药、修复时间、拆线时间。（0.5分） （2）器械整理，丢弃污物。（0.5分）	1		
合计		20		

教师签名：

测试题

一、单选题

1. 临床上最常用的表面麻醉剂是（　　）

A. 1% 普鲁卡因

B. 2% 利多卡因

C. 1% ～ 2% 丁卡因

D. 2% 丁哌卡因

E. 2% 普鲁卡因

正确答案： C

答案解析： 穿透力强。临床上主要用作表面麻醉。麻醉作用较普鲁卡因强 10 ～ 15 倍，毒性较普鲁卡因大 10 ～ 20 倍。由于毒性大，一般不用于浸润麻醉，即使用于表面麻醉，也应注意剂量。

2. 碘酊用于口腔黏膜消毒的常用浓度为（　　）

A. 0.5%

B. 1.0%

C. 2.0%

D. 3.0%

E. 5.0%

正确答案： B

答案解析： 碘酊杀菌力强，但刺激性大，故在不同部位使用浓度不同。消毒颌面颈部用 2%，口腔内用 1%，头皮部用 3%。使用后应予脱碘，碘过敏者禁用。

3. 某患者拔除上颌第二磨牙，2 小时后仍出血不止。检查发现颊侧牙龈撕裂，渗血明显，最好采用以下哪种方法止血（　　）

A. 结扎颈外动脉

B. 碘仿纱条填塞

C. 全身应用止血药物

D. 缝合撕裂牙龈

E. 吸收性明胶海绵＋纱球压迫

正确答案：D

答案解析： 缝合撕裂牙龈，可使微小血管管腔闭塞，从而达到止血效果。

4. 男性，57岁，拔牙时注射局部麻醉药后立即出现头晕、胸闷、面色苍白、全身冷汗、四肢厥冷无力、脉快而弱、恶心，其发生的局部麻醉并发症应为（　　）

A. 晕厥

B. 过敏反应

C. 中毒

D. 神经损伤

E. 颈交感神经综合征

正确答案：A

答案解析： 晕厥是一种突发性、暂时性意识丧失。通常是由于一过性中枢缺血所致。一般可因恐惧、饥饿、疲劳及全身健康较差等内在因素，以及疼痛、体位不良等外在因素所引起。临床表现：头晕、胸闷、面色苍白、全身冷汗、四肢厥冷无力、脉搏快而弱、恶心、呼吸困难；重者甚至有短暂的意识丧失。

二、简答题

简述牙拔除术的术后医嘱。

答：（1）咬紧拔牙处棉球或纱布棉卷，30分钟后轻轻吐出。

（2）拔牙后2小时方可进食，手术当天宜吃温凉、稀软食物，不宜进食过热及辛辣食物，避免用拔牙侧咀嚼。

（3）拔牙当天不能漱口刷牙，不能挑剔、舌舔触和反复吸吮创口，以防创口感染和出血。

（4）拔牙后2天内，口水中有少量血丝或稍带血色，为正常现象。切忌反复吐口水。如口水中有较多血液或血块，请立即就诊。

（5）复杂牙拔除术后常有肿胀、疼痛、张口困难等现象，一般在3~5天后好转，如有异常请复诊。

（6）拔牙创口缝线在术后5天左右拆除。

实训二十三

口内缝合术

扫描二维码，观看操作视频

口内缝合是指在口腔内针对口腔黏膜、牙龈、黏膜下组织、肌肉组织等进行的外科缝合操作。由于口腔内空间狭小，口内缝合的技术要求较高，并有一定的特殊性。

技术操作

一、目的

将已经切开或外伤断裂的组织、器官进行对合或重建的基本手术操作之一，是保证创口良好愈合、防止感染和恢复功能的基本条件。

二、操作步骤

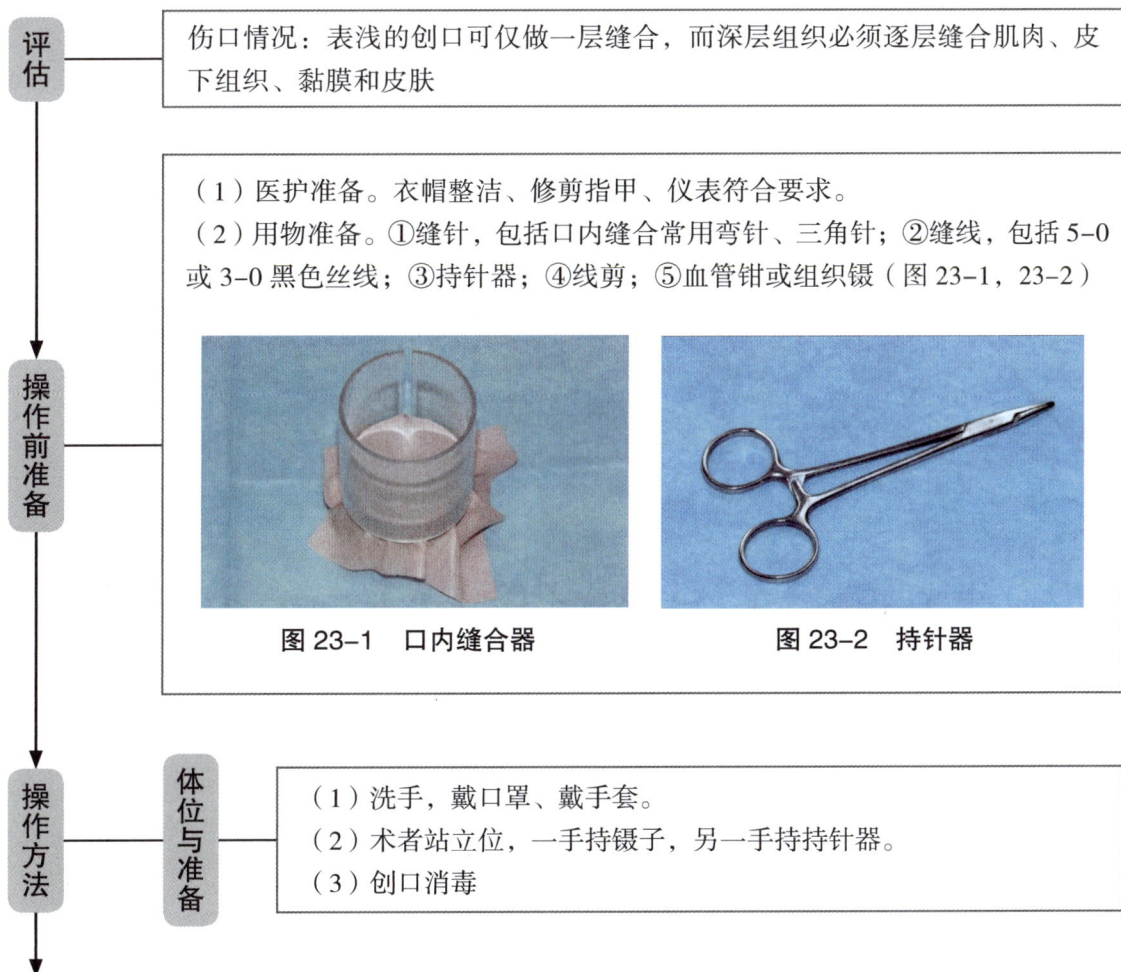

| 评估 | 伤口情况：表浅的创口可仅做一层缝合，而深层组织必须逐层缝合肌肉、皮下组织、黏膜和皮肤 |

| 操作前准备 | （1）医护准备。衣帽整洁、修剪指甲、仪表符合要求。
（2）用物准备。①缝针，包括口内缝合常用弯针、三角针；②缝线，包括5-0或3-0黑色丝线；③持针器；④线剪；⑤血管钳或组织镊（图23-1，23-2） |

图 23-1　口内缝合器　　　　图 23-2　持针器

| 操作方法 | 体位与准备 | （1）洗手，戴口罩、戴手套。
（2）术者站立位，一手持镊子，另一手持持针器。
（3）创口消毒 |

（1）用镊子夹住一侧皮片的中份拉起，距创缘处 2 ~ 3mm 处垂直进针。

（2）旋转过针，再从另一侧皮片进针，旋转进针，每针间距 3 ~ 5mm。

（3）缝合不宜过紧，以防缝合缘内翻，要求两缘轻度外翻突起。每一针缝线的距离一般为 2 ~ 3mm，缝线之间的组织可有极小的间隙，使少量渗出物得以排出。如创口内翻，可用有齿镊夹于创缘两侧，调整创面，使之轻度外翻（图 23-3 ~ 23-5）

进针

操作方法

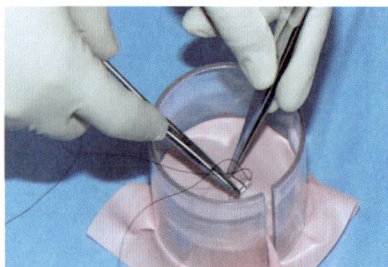

图 23-3　垂直进针

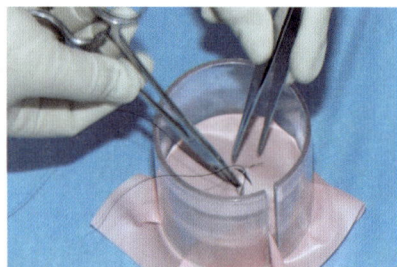

图 23-4　对侧进针

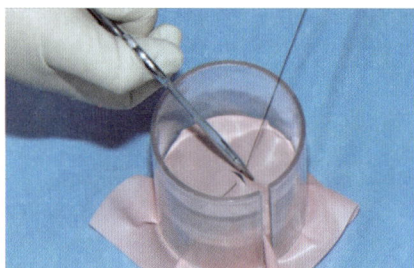

图 23-5　拉直缝合线

（1）用左手持针，缓慢拉线后，用持针器打结。

（2）将持针器放在缝线的较长端与结扎物之间，用左手示指推进结头，控制好缝线的松紧度，用长头端缝线环绕持针器一圈后打结；打结的位置不应在创口上（图 23-6）。

（3）将两根线头引向一侧，再按同样方法用持针器反向打第二个结；口腔内缝合为避免滑脱，一般以三重结为宜（图 23-7）

拉线打结

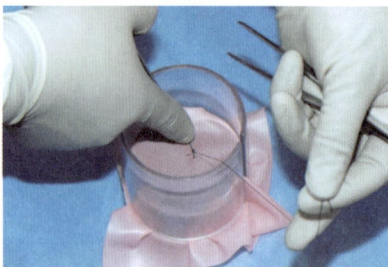

图 23-6　示指推进结头

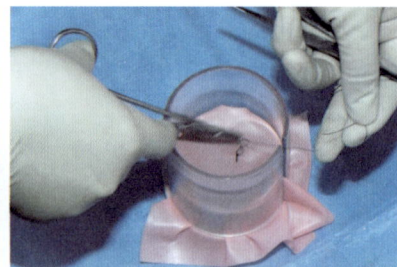

图 23-7　重复打结

操作方法

剪线

（1）打结完成后，术者将双线尾并拢，轻轻提起。

（2）用右手托住微微张开的线剪，"顺、滑、斜、剪"，将剪刀近尖端顺着缝线向下滑至线结的上缘，再将剪刀向上倾斜适当的角度，然后将缝线剪断。

（3）口内线头至少余留 5mm 以上（图 23-8，23-9）

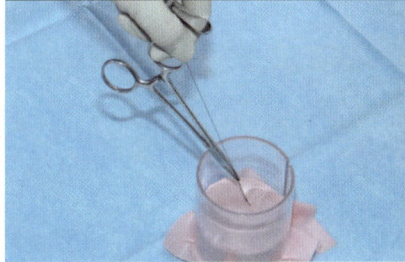

图 23-8　线尾并拢提起

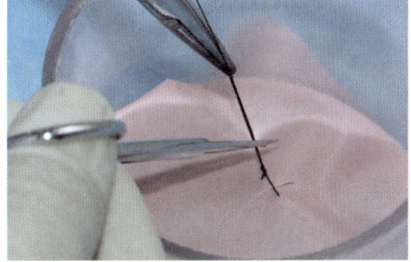

图 23-9　剪线

追加缝合

（1）在切口中央缝合后，两侧各追加缝合，进针、拉线、打结同上（图 23-10）。

（2）缝合时针距与边距对称、均匀

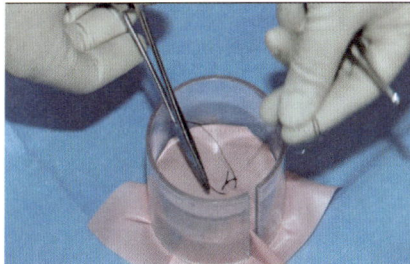

图 23-10　追加缝合

操作后处理

器械整理

整理操作使用器械，丢弃污物

指导患者

（1）告知患者创口防护措施。

（2）交代患者后期处理计划、拆线时间

三、注意事项

（1）缝针进入组织的深度两侧应相等。

（2）缝合时进针点距创缘的距离，应与出针点的距离相等。

（3）缝合不宜过紧，以防缝合缘内翻，应使两缘轻度外翻突起。

（4）打结收紧时，两手用力点和结扎点三点应在一条直线上；如果三点连线成一定的夹角，在用力拉紧时，易使结扎点撕脱或线头脱落。在收紧线结时，两手用力要均匀，如果一手紧一手松，则易成滑结而滑脱。

知识链接

1. **口腔执业医师实践技能考试第二站考试内容**　包括基本操作技术和基本急救技术两大类。其中，口内缝合术作为第一项基本操作技术，注重考查考生对口腔创口缝合处理基本操作技能的掌握情况。注意口内打结一般打三重结为宜。

2. **评分标准（表23-1）**

表23-1　口内缝合术评分标准

班级		学生姓名		性别	年龄	
练习项目	项目细化			权重分	评分	备注
体位准备	术者站立位，一手持镊子，另一手持持针器			1		
进针	用镊子夹住一侧皮片的中份拉起。（2分） 在距离切口2~3 mm处垂直进针。（2分） 旋转过针。（2分） 再行另一侧皮片拉起进针，旋转过针。（1分）			7		
拉线打结	用左手持针，缓慢拉线后，用持针器打结。（2.5分） 再手握持针器，用左手示指推进结头，控制好缝线的松紧度，再用持针器反向打结。（2.5分）			5		
追加缝合	在切口中央缝合后，两侧各追加缝合，进针、拉线、打结同上。（3分） 缝合距离对称，均匀。（2分）			5		
剪线	拉紧缝线并剪除，保留线头5mm。（2分）			2		
合计				20		
教师签名：						

测试题

简答题

1. 简述口内缝合术。

答：在黏膜或龈瓣手术复位后需进行缝合，以达到使黏膜、龈瓣位置固定的目的。缝合的方法有多种，包括间断缝合、悬吊缝合、褥式缝合、锚式缝合等，其中悬吊缝合法和牙间间断缝合是在翻瓣术中最常用的缝合方法。

2. 简述口内缝合术的缝合器械准备。

答：（1）缝针。口内缝合常用弯针、三角针。

（2）缝线。口内手术缝线常选用5-0、3-0黑色丝线，在口腔狭窄的视野范围内易于辨别，对口腔黏膜没有刺激，并且有一定的张力和强度，不易拉断，便于操作。缝线长度应适当，通常约为持针器长度的一半。

（3）持针器。选择长短、大小合适的持针器。

（4）线剪。口腔黏膜、牙周手术可选用体积较小的线剪，常用眼科剪。其他口内手术则用普通线剪。

（5）血管钳或组织镊。用于夹持组织和穿出组织的缝针。

（6）换药碗。准备消毒用碘伏棉球、75%酒精棉球、棉签等。

3. 简述口内缝合术进针的注意事项。

答：（1）两侧创缘整齐，长短相等。如果创口边缘不整齐，或缝合的两缘长短不一，应用手术刀或剪刀加以适当修整，直至创面能相对合拢而无皱褶。如长短相差较多，无法修整，可先将创口缝合，最后在创口的末端有皱褶突起处，分作1个三角形切口，切去多余的组织并缝合。

（2）缝针进入组织的深度应两侧相等，若深浅不一，则打结后，深的一侧高于浅的一侧，使缝合面高低不平。

（3）缝合时进针点距创缘的距离，应与出针点的距离相等。

（4）缝合不宜过紧，以防缝合缘内翻，而是要求两缘轻度外翻突起。

（5）每一针缝线的距离一般为5mm，口腔黏膜针距应更近一些，每隔2～3mm一针。

（6）缝线之间的组织可有极小的间隙，使少量渗出物得以排出。

（7）如创口内翻，可用有齿组织镊夹于创缘的两侧，调整创面，使之轻度外翻。

4. 简述口内缝合术的进针方法。

答：将两侧相邻创面的边缘向中线拉拢，缝针先从游离侧进入，距创缘 2 ~ 3mm 处垂直进针，刺入黏膜直达黏膜下组织，再穿过较为固定的另一侧，将两侧瓣的位置对准后，准备打结固定。缝针进入两侧瓣组织离创缘的距离应相等。拉拢时动作应轻柔，不可用力过大，避免将组织撕裂。每针间距 3 ~ 5mm，缝合舌组织时，由于组织易撕裂，进针点距创缘 4 ~ 5mm。缝合进针时，针尖应与黏膜垂直，方可达到一定的进针深度。如两侧创缘高低不等（厚薄不均），应加以矫正，即薄（低）侧组织缝合稍多而深些，而厚（高）侧组织则稍少而浅些。

实训二十四

交叉十字绷带包扎法

扫描二维码，观看操作视频

交叉十字绷带包扎法在颌面外科中应用十分广泛，适用于颌面部、上颈部术后与损伤的创口包扎。包括双侧面部耳前区、耳后区、腮腺区、下颌下区及颏下区及上颈部伤口包扎。该方法固定范围广，加压可靠、牢固，不易滑脱。

技术操作

一、目的

保护术区和创部，止血并防止或减轻水肿，防止或减轻骨折错位，保温、止痛，固定敷料。

二、操作步骤

| 评估 | 患者意识、伤口情况、是否有脓液渗出 |

| 操作前准备 | （1）医护准备。衣帽整洁、仪表端正。
（2）用物准备。三列绷带、纱布、胶布 |

| 操作方法 | 体位 | 患者坐位，操作者在其正前方站立（图24-1） |

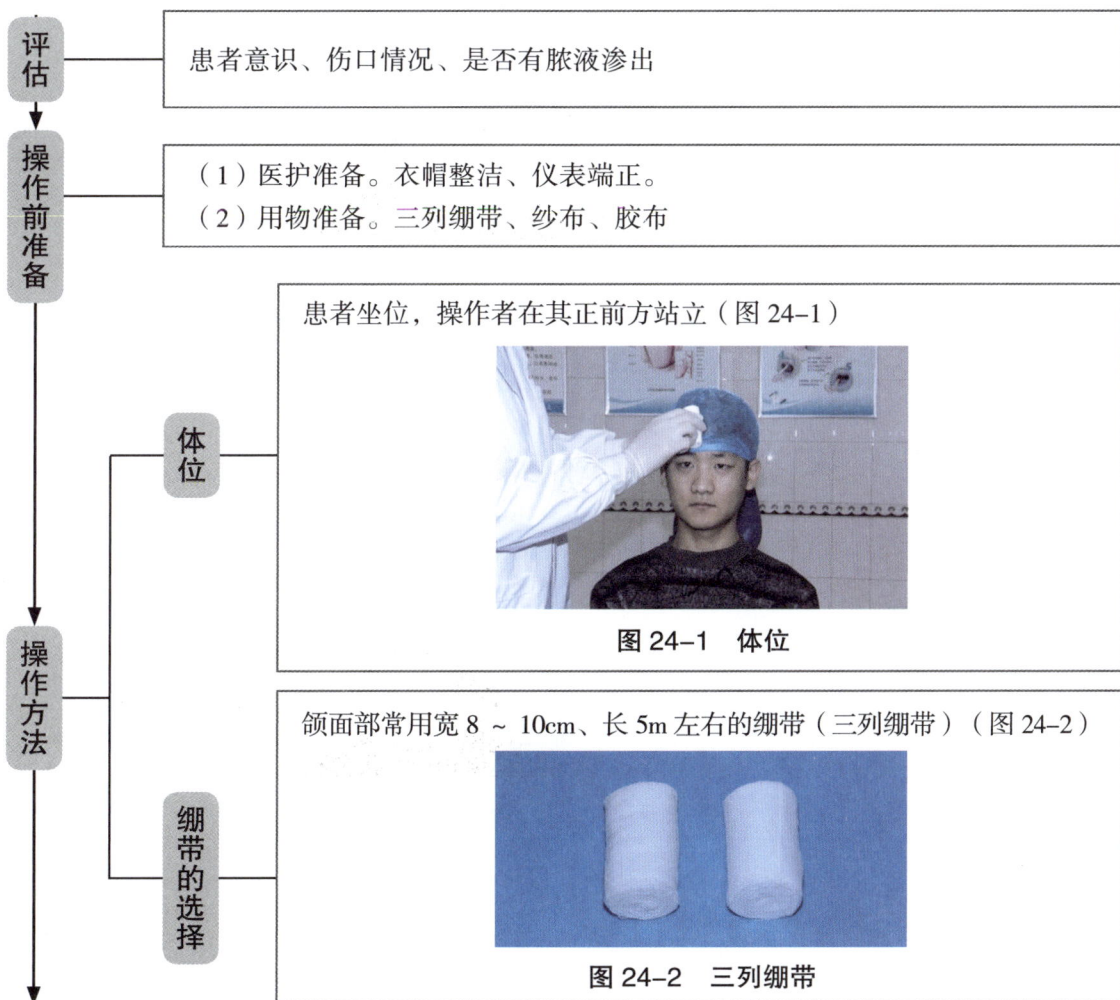

图24-1 体位

颌面部常用宽8～10cm、长5m左右的绷带（三列绷带）（图24-2）

图24-2 三列绷带

绷带包扎缠绕方法

操作方法

绷带先由额至枕部环绕2周（图24-3），反折经一侧耳前腮腺区向下，经颌下、颏部至对侧耳后向上，复至同侧耳前（图24-4），绕下颌下及颏部至对侧耳前，向上经顶部，向下至同侧耳后，再绕下颌下、颏部至对侧耳后（图24-5）

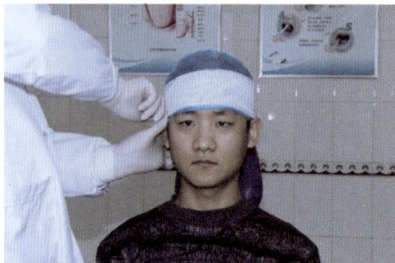

图24-3　由额部至枕部环绕2周

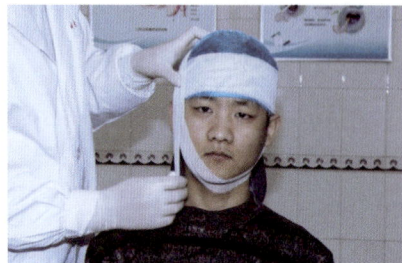

图24-4　耳前腮腺区向下，经对侧耳后复至同侧耳前

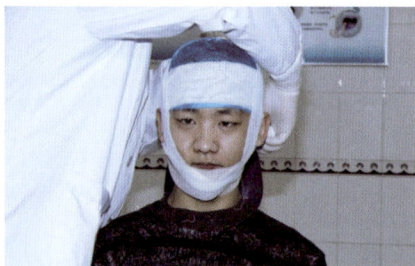

图24-5　至对侧耳前经同侧耳后再绕至对侧耳后

绷带固定

如此反复缠绕，最后再如前做由额部至枕部的环绕，以防止绷带滑脱，止端打结或以胶布固定，对绷带进行整理（图24-6）

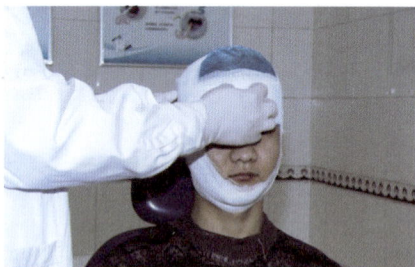

图24-6　绷带固定

操作后处理

交代患者注意事项，收拾器物

三、注意事项

（1）无菌创口要严格无菌操作，感染创口要防止再污染，引流应通畅。

（2）包扎压力应适度。

（3）包扎下颌区及颈部时，应注意保持呼吸道的通畅，防止压迫喉头和气管影响呼吸；包扎骨折复位后的创口时，应防止错位。

知识链接

1.口腔执业医师实践技能考试第二站考试内容　包括基本操作技术和基本急救技术两大类。其中，交叉十字绷带包扎作为一项基本操作技术，注重考查考生对口腔颌面外科基本操作技能的掌握情况。

2.评分标准（表24-1）

表24-1　交叉十字绷带包扎评分标准

班级	学生姓名		性别		年龄	
练习项目	项目细化		权重分		评分	备注
交叉十字绷带	体位：患者坐位，操作者在其正前方站立		1			
	绷带选择：颌面部常用宽8~10cm、长5m左右的绷带（三列绷带）		1			
	绷带包扎缠绕方法：环绕头顶两圈—一侧耳前—对侧耳后—同侧耳前—对侧耳前—同侧耳后—对侧耳后—同侧耳前—对侧耳前—同侧耳后—对侧耳后—同侧耳前		3			
	最后再做由额部至枕部环绕，以防止绷带滑脱，止端打结或以胶布固定		1			
效果评价	目标区域：以腮腺区为标准		1			
	组织器官保护：双侧耳郭保护		1			
	松紧度：保持呼吸道通畅，防止压迫喉头和气管，并不得影响开口（过紧、过松均不得分）		1			
	美观：绷带包扎均匀，无脱落线头，边缘无毛边（边缘有毛边或脱落线头未去净扣0.5分，整体未考虑美观的扣1分）		1			
合计			10			
教师签名：						

测试题

一、单选题

1.绷带包扎的作用包括（　　）

A.保护术区和创部，防止继发感染，避免再度受损

B.保温、镇痛、固定敷料

C.止血并防止水肿

D.防止或减轻骨折错位

E.以上都是

正确答案： E

答案解析： 绷带包扎的作用如下。

（1）保护术区和创部，防止继发感染，避免再度受损。

（2）止血并防止或减轻水肿。

（3）防止或减轻骨折错位。

（4）保温、止痛。

（5）固定敷料。

2.患者，女性，45岁，因左侧腮腺肿物局麻下行左侧腮腺浅叶及肿物切除术，术后局部应用绷带加压包扎，最好选用（　　）

A.三角带

B.四头带

C.头颅弹性绷带

D.交叉十字绷带

E.单眼交叉绷带

正确答案： D

答案解析： 颌面部常用绷带类型及应用技术如下。

（1）交叉十字绷带（亦称环绕法）。此法广泛用于颌面部（如耳前区、耳后区、腮腺区、下颌下区、颏下区）和上颈部术后与损伤的包扎固定。缠绕时应注意不要压迫耳郭及影响呼吸。该方法固定范围广，加压可靠、牢固，不易滑脱。

（2）面部绷带（亦称单眼交叉绷带）。常用于上颌骨、面、颊部手术后的创口包扎。

（3）四头带应用技术。亦称四尾带，临床上常用一段绷带，将其两端剪开一定长度，形成4个带头即可。带的长度一般为70cm左右，剪开的长度视需要而定。其用途有以下3点。①包扎鼻部创口；②包扎下颌、颏部创口；③压迫术后创口。

本题是行左侧腮腺浅叶及肿物切除术后的绷带加压包扎，选用交叉十字绷带法。

3. 患者行下颌前牙区根尖周囊肿刮治术后，最适合的包扎方法为（　　）

A. 弹性绷带

B. 三角巾

C. 四头带

D. 交叉十字绷带

E. 单眼交叉绷带

正确答案：C

答案解析： 用于颌面部小范围术区压迫，又不会明显影响相关功能，也符合头面部形态特点。

4. 关于绷带包扎的注意事项，哪一项是不正确的（　　）

A. 包扎颌下区及颈部时，注意呼吸道保持通畅

B. 所施压力适度，组织不因受压过度发生坏死

C. 腮腺区包扎不需要压力，避免压迫面神经，造成损伤

D. 脓肿切开引流后，要求加压包扎，避免死腔的形成

E. 骨折复位的，要先确定无错位再包扎

正确答案：C

答案解析： 腮腺区包扎应有一定压力，以免涎瘘发生。

二、简答题

简述绷带包扎的基本原则。

答：（1）严密、稳定、舒适、美观、清洁。

（2）压力均匀，富有弹性。

（3）松紧适度，利于引流。

（4）注意消除死腔，防止出血。

实训二十五

单眼交叉绷带包扎法

扫描二维码，观看操作视频

单眼交叉绷带包扎在颌面外科中应用十分广泛，常用于半侧头部、眼部、耳部、上颌骨、面颊部手术后的创口包扎。该方法固定范围广，加压可靠、牢固，不易滑脱。

技术操作

一、目的

保护术区和创部，止血并防止或减轻水肿；防止或减轻骨折错位；保温、止痛；固定敷料。

二、操作步骤

评估 —— 患者意识、伤口情况、是否有脓液渗出

操作前准备 ——
（1）医护准备。衣帽整洁、仪表端正。
（2）用物准备。三列绷带、纱布、胶布

操作方法

体位 —— 患者取坐位或仰卧位，操作者站立在其正前方（图 25-1）

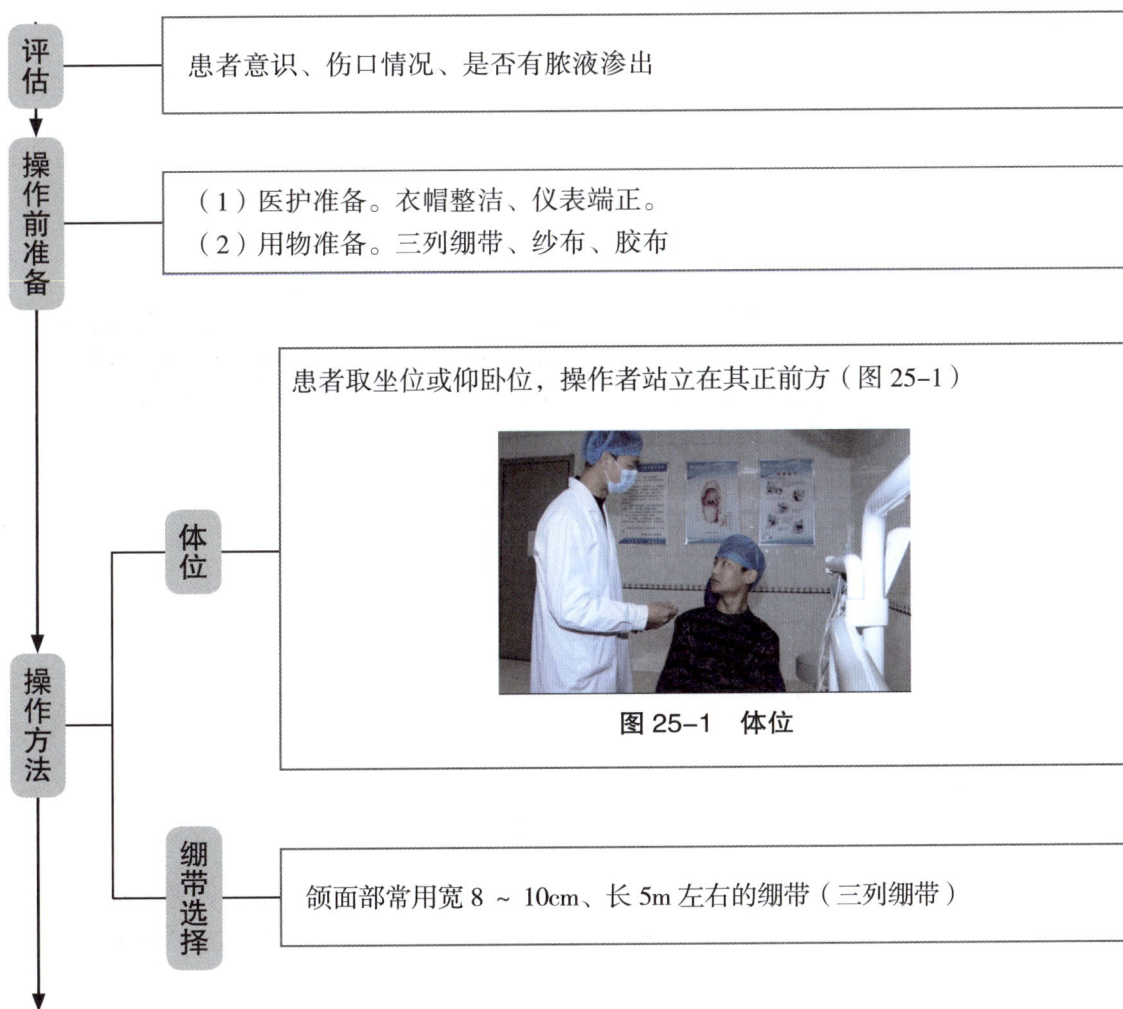

图 25-1 体位

绷带选择 —— 颌面部常用宽 8 ～ 10cm、长 5m 左右的绷带（三列绷带）

于鼻根健侧先放置一截 30cm 左右、上下斜行的绷带条或纱布条，并在患侧眶周、耳前后垫以纱布卷，以免包扎时绷带压迫眼球或耳郭，出现眼球胀痛和耳痛（图 25-2）

加压

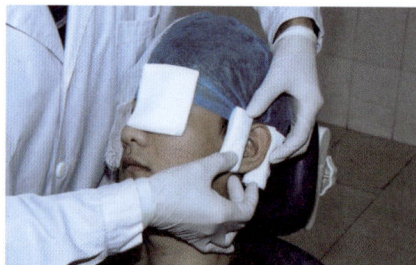

图 25-2　加压

绷带自额部开始，先绕额枕 2 圈，继而斜经头后绕至患侧耳下并斜行向上经同侧颊部、眶下至鼻背、健侧眶上（图 25-3，25-4）

操作方法

绷带包扎缠绕方法

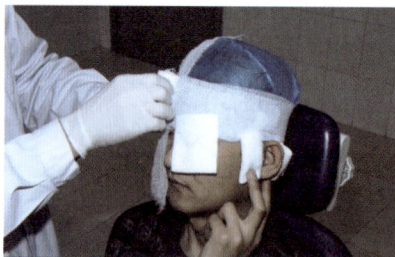

图 25-3　绕额枕 2 圈

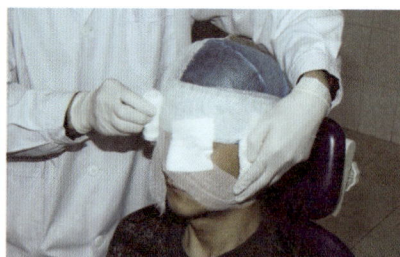

图 25-4　斜经头后缠绕

如此环绕数周，每周必须覆盖前一层绷带的 1/3 ～ 1/2，直至包妥为止（图 25-5），以胶布固定，最后将留置的短绷带或纱布条打结收紧，以暴露健眼，对绷带进行整理（图 25-6）

绷带固定

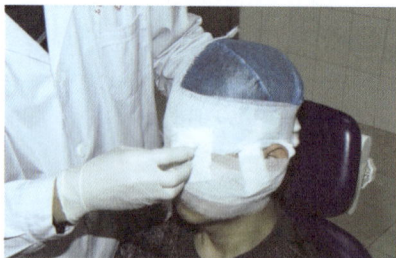

图 25-5　每绕一周必须覆盖前
　　　　　一层绷带的 1/3~1/2

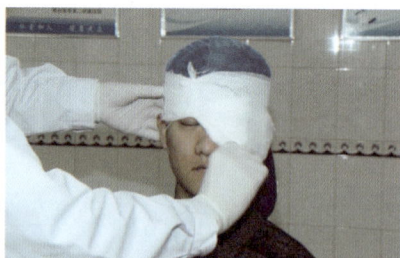

图 25-6　绷带整理

操作后处理	交代患者注意事项，收拾器物

三、注意事项

（1）无菌创口要严格无菌操作，且所覆盖的无菌纱布应有一定的厚度和一定的大小。感染创口要防止再污染，引流应通畅。

（2）包扎力度应适当。

（3）包扎上颌骨面颊部时，应注意保持呼吸道通畅，也不影响开口；包扎骨折复位后的创口时，应防止错位。

知识链接

1. 口腔执业医师实践技能考试第二站考试内容 包括基本操作技术和基本急救技术两大类。其中，单眼交叉绷带包扎作为一项基本操作技术，注重考查考生应对口腔颌面外科基本操作技能的掌握情况。

2. 评分标准（表25-1）

表25-1 单眼交叉绷带包扎法评分标准

班级	学生姓名		性别	年龄	
练习项目	项目细化		权重分	评分	备注
十字交叉绷带	体位：患者坐位，操作者在其正前方站立		1		
	绷带选择：颌面部常用宽8~10cm、长5m左右的绷带（三列绷带）		1		
	加压：于鼻根健侧先放置一截30cm左右、上下斜行的绷带条或纱布条，并在患侧眶周、耳前后垫以纱布卷，以免包扎时绷带压迫眼球或耳郭，出现眼球胀痛和耳痛		1		
	绷带包扎缠绕方法：绷带自额部开始，先绕额枕2圈，继而斜经头后绕之患侧耳下并斜行向上经同侧颊部、眶下至鼻背、健侧眶上		2		
	环绕数周，每周必须覆盖前一层绷带的1/3 ~ 1/2，直至包妥为止，以胶布固定，最后将留置的短绷带或纱布条打结收紧，以暴露健眼，对绷带进行整理		1		

续表

效果评价	目标区域：加压位置正确。（加压区域移位扣0.5分，加压位置不对扣1分）	1		
	组织器官保护：在患侧眶周、耳前后垫以纱布卷。（未采取保护措施扣1分，采取了措施但效果欠佳扣0.5分）	1		
	松紧度：包扎力应适度，保持呼吸道通畅，不影响开口。（过紧、过松均不得分）	1		
	美观：绷带包扎均匀，无脱落线头，边缘无毛边。（边缘有毛边或脱落线头未去净扣0.5分，整体未考虑美观的扣1分）	1		
合计		10		
教师签名：				

测试题

一、单选题

一患者行左上颌骨全切除术和左大腿内侧取皮 – 植皮术，术后短期面部应采用的绷带包扎应为（   ）

A. 三角带

B. 四头带

C. 头颅弹性绷带

D. 交叉十字绷带

E. 单眼交叉绷带

正确答案： E

答案解析： 单眼交叉绷带包扎常用于半侧头部、眼部、耳部、上颌骨、面颊部手术后的创口包扎。

二、简答题

简述绷带包扎的作用。

答：（1）保护术区和创部，防止继发感染，避免再度受损。

（2）止血并防止或减轻水肿。

（3）防止或减轻骨折错位。

（4）保温、止痛。

（5）固定敷料。

实训二十六

牙槽脓肿切开引流术

牙槽脓肿切开引流术是使急性根尖周炎、骨膜下脓肿或黏膜下脓肿产生的脓液和腐败坏死物迅速排出体外，减轻局部疼痛、肿胀及张力的牙科手术。此引流术的目的是抗炎解毒及预防感染扩散。

技术操作

一、目的

使脓液和腐败坏死物迅速排出体外，减轻局部疼痛、肿胀及张力，以达到抗炎解毒及预防感染扩散的目的。

二、操作步骤（图 26-1~26-6）

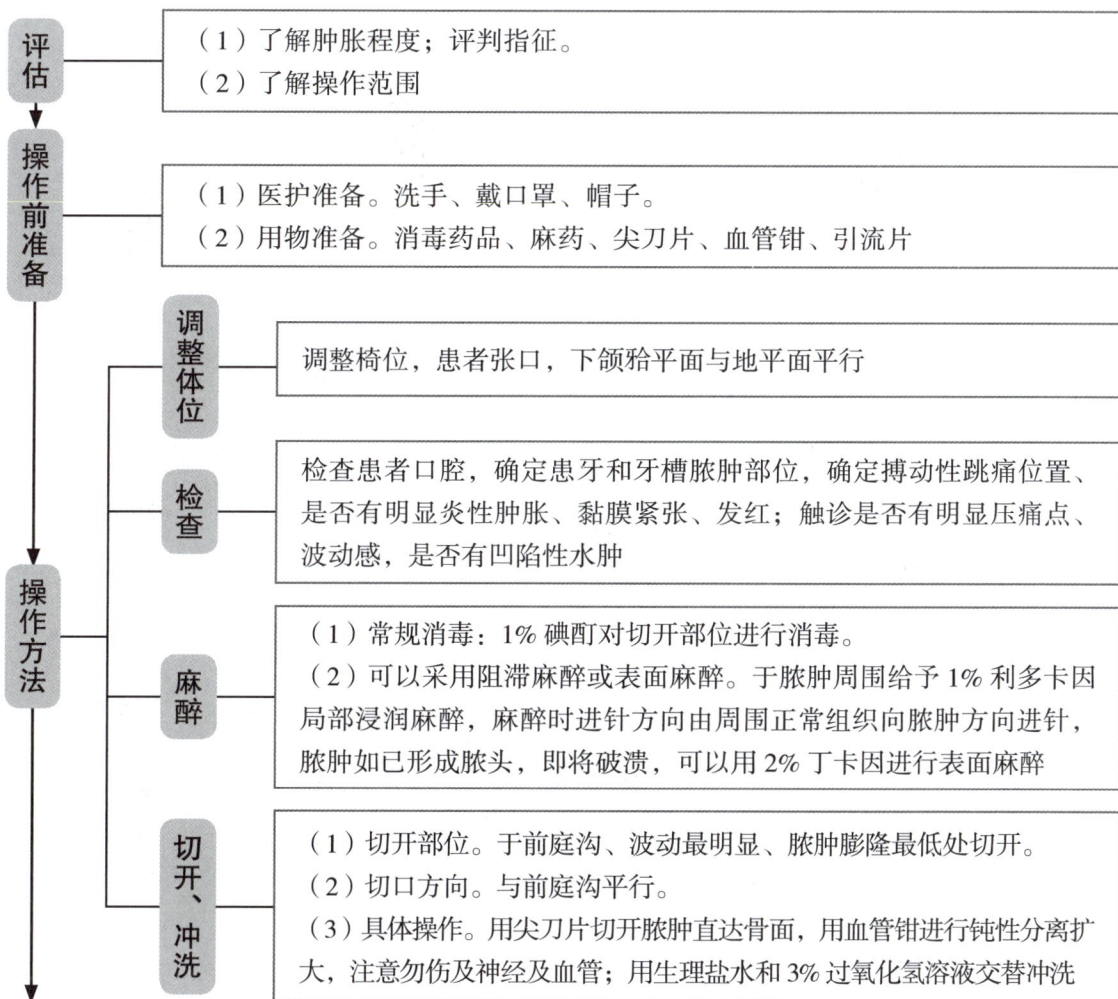

评估	
	（1）了解肿胀程度；评判指征。 （2）了解操作范围

操作前准备	
	（1）医护准备。洗手、戴口罩、帽子。 （2）用物准备。消毒药品、麻药、尖刀片、血管钳、引流片

操作方法	调整体位	调整椅位，患者张口，下颌𬌗平面与地平面平行
	检查	检查患者口腔，确定患牙和牙槽脓肿部位，确定搏动性跳痛位置、是否有明显炎性肿胀、黏膜紧张、发红；触诊是否有明显压痛点、波动感，是否有凹陷性水肿
	麻醉	（1）常规消毒：1% 碘酊对切开部位进行消毒。 （2）可以采用阻滞麻醉或表面麻醉。于脓肿周围给予 1% 利多卡因局部浸润麻醉，麻醉时进针方向由周围正常组织向脓肿方向进针，脓肿如已形成脓头，即将破溃，可以用 2% 丁卡因进行表面麻醉
	切开、冲洗	（1）切开部位。于前庭沟、波动最明显、脓肿膨隆最低处切开。 （2）切口方向。与前庭沟平行。 （3）具体操作。用尖刀片切开脓肿直达骨面，用血管钳进行钝性分离扩大，注意勿伤及神经及血管；用生理盐水和 3% 过氧化氢溶液交替冲洗

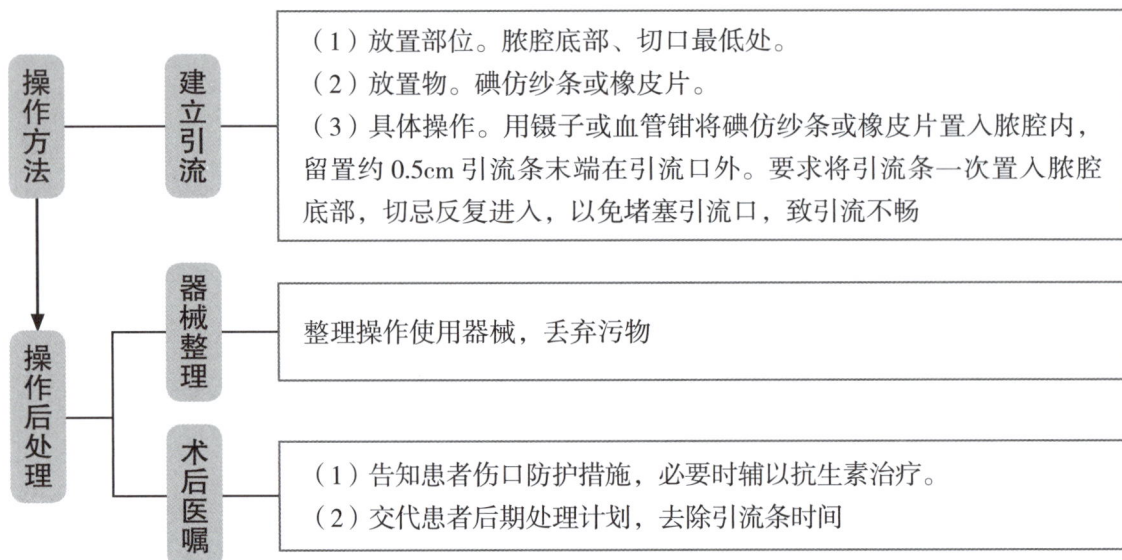

操作方法 —— 建立引流

（1）放置部位。脓腔底部、切口最低处。
（2）放置物。碘仿纱条或橡皮片。
（3）具体操作。用镊子或血管钳将碘仿纱条或橡皮片置入脓腔内，留置约0.5cm引流条末端在引流口外。要求将引流条一次置入脓腔底部，切忌反复进入，以免堵塞引流口，致引流不畅

操作后处理 —— 器械整理

整理操作使用器械，丢弃污物

操作后处理 —— 术后医嘱

（1）告知患者伤口防护措施，必要时辅以抗生素治疗。
（2）交代患者后期处理计划，去除引流条时间

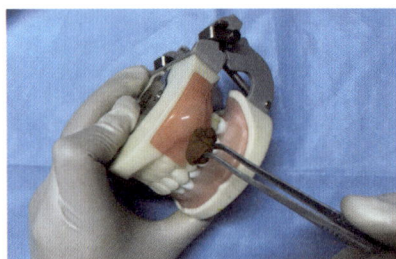

图 26-1 消毒

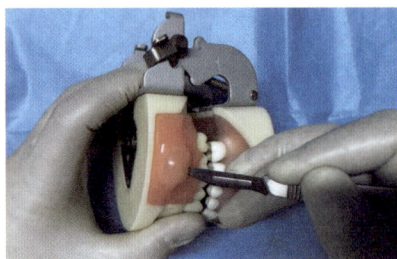

图 26-2 切开

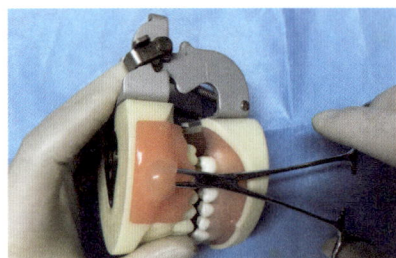

图 26-3 钝性分离

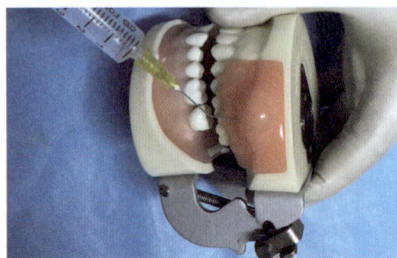

图 26-4 冲洗

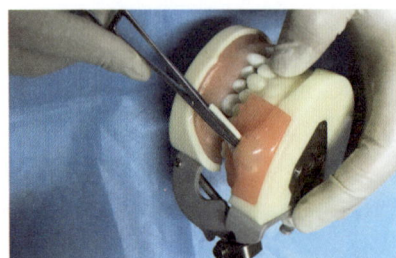

图 26-5 放置引流条

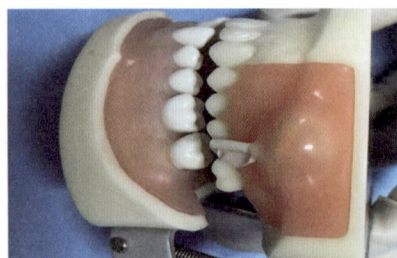

图 26-6 留置引流条

三、注意事项

牙槽脓肿切开引流术的操作应严格遵守无菌操作原则及一般脓肿切开引流术的原则及要求。

知识链接

1.口腔执业医师实践技能考试第二站考试内容 包含基本操作技术和基本急救技术两大类。其中，牙槽脓肿切开引流术作为一项基本操作技术，注重考查考生对脓肿切开引流基本操作技能的掌握情况。

2.评分标准（表26-1）

表26-1 牙槽脓肿切开引流术评分标准

班级	学生姓名		性别		年龄	
练习项目	项目细化		权重分	评分	备注	
体位准备	调整患者椅位，患者张口，下颌𬌗平面与地平面平行		1			
检查	检查患者口腔，确定患牙和牙槽脓肿部位。（2分） 确定搏动性跳痛位置、是否有明显炎性肿胀、黏膜紧张、发红。（2分） 触诊是否有明显压痛点、波动感，是否有凹陷性水肿。（2分）		6			
麻醉	常规消毒：1%碘酊进行切开部位的消毒。（1分） 于脓肿周围给予1%利多卡因局部浸润麻醉，麻醉时由周围正常组织向脓肿方向进针，脓肿如已形成脓头，即将破溃，可以用2%丁卡因进行表面麻醉。（5分）		6			
切开、冲洗	切开部位：于前庭沟、波动最明显、脓肿膨隆最低处。（2分） 切口方向：与前庭沟平行。（3分） 具体操作：用尖刀片切开脓肿直达骨面，用血管钳进行钝性分离扩大，注意勿伤及神经及血管；用生理盐水和3%过氧化氢溶液交替冲洗。（5分）		10			
建立引流	（1）放置部位。脓腔底部、切口最低处。（1分） （2）放置物。碘仿纱条或橡皮片。用镊子或血管钳将碘仿纱条或橡皮片置入脓腔内，留置约0.5cm引流条末端在引流口外。要求将引流条一次置入脓腔底部，切忌反复进入，以免堵塞引流口，致引流不畅。（1分）		2			
器械整理	整理操作使用器械，丢弃污物。（3分）		3			
术后医嘱	告知患者伤口防护措施及用药。（1分） 交代患者后期处理计划及去除引流条时间（1分）		2			
合计			30			
教师签名：						

测试题

一、单选题

1.女性，26 岁，右上后牙龈肿痛 1 周，口服抗炎药治疗无效。检查：16 牙体颊侧牙周脓肿形成，叩痛 (+)，冷测反应同对照牙，牙周袋 8mm，应急处理应为（　　）

A. 局部麻醉下开髓

B. 龈上洁治

C. 龈下刮治

D. 脓肿切开引流

E. 全身药物治疗

正确答案：D

答案解析：该题所考知识点是牙周脓肿的急性期处理。从题干中可看到，患者表现为牙周脓肿，且已有 1 周时间，但病变局限，此时的脓肿应已有较多脓液，处理原则应是引流，备选答案 D 是符合治疗原则的方法，由于病变局限，不需要全身药物治疗，因此，可排除答案 E，由于是牙周脓肿，答案 A 显然错误，其他备选答案方法不适宜在急性期进行，可排除。

2.关于脓肿切开引流的注意事项中，错误的是（　　）

A. 颜面部切口应尽量顺皮纹切开

B. 尽可能选择口外切口

C. 切口位置应尽可能在脓腔的重力低位

D. 手术操作应轻柔准确

E. 以能保证引流通畅为准则

正确答案：B

答案解析：为了美观考虑，一般建议选择口内切口。

3.患者，女性，30 岁。因牙源性感染导致颊间隙脓肿形成，拟行切开引流，方法是（　　）

A. 颊部下颌前庭沟之上水平切口

B. 腮腺导管口下垂直切口

C. 颊部上颌前庭沟下水平切口

D. 口腔前庭，下颌龈颊沟之上切开

E. 上颌前庭沟之下垂直切口

正确答案：D

答案解析：脓肿形成后，按肿瘤的部位决定由口内或口外切开引流。口内切口应位于脓肿低位，即口腔前庭、下颌龈颊沟之上切开，颊部皮下脓肿可在脓肿浅表皮肤皱折线切开，广泛间隙感染可在下颌骨下缘 1 ～ 2cm 处做平行于下颌骨下缘的切口，答案 D 正确。故此题选 D。

二、简答题

1. 脓肿切开引流时的注意事项有哪些？

答：（1）在波动最明显处做切口。

（2）切口应有足够长度，并在低位，以利引流。

（3）切口方向一般要与皮纹、大血管、神经干平行，避免跨越关节，以免瘢痕挛缩，影响关节功能。

（4）切开深部脓肿前，先穿刺抽脓，确定脓肿的部位和深度。

（5）切口不要穿过对侧脓腔壁而达正常组织，以免感染扩散。

（6）脓液排出后，用手指探查脓腔，并将脓腔内纤维间隔分开。

（7）记录放入脓腔内的油纱布或引流条的数目，以免换药时将其遗留在脓腔内。

2. 简述脓肿切开引流术的指征？

答：（1）牙源性感染发病后 3 ～ 4 天，腺源性感染发病后 5 ～ 7 天。

（2）疼痛加剧，并呈搏动性跳痛。

（3）有明显压痛点、波动感和凹陷性水肿。

（4）穿刺及脓或脓肿已穿破但引流不畅。

（5）全身治疗无效，出现明显中毒症状者。

（6）颌周蜂窝织炎累及多个间隙，出现呼吸和吞咽困难者。

（7）淋巴结结核经抗结核治疗无效，寒性脓肿已近自溃时。

实训二十七

牙列印模制取技术

　　牙列印模是用可塑性印模材料取得的口腔牙列的阴模，由印模形成的模型是制作修复体的基础和依据。因此，制取上下牙列印模是口腔专业基本功之一，印模制取的准确与否，直接关系到修复体的质量。

技术操作

一、目的

制取清晰、完整的上下牙列印模。

二、操作步骤

将椅位调整到合适的位置，既要使患者舒适，又要方便医师操作。医师一般位于患者的右前方或右后方（图27-1），取上颌印模时，患者应坐直，头稍后仰，取下颌印模时，患者头位稍前倾，使下颌平面与地平面近于平行

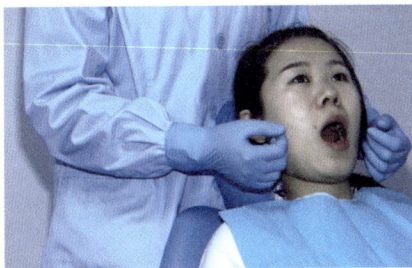

图27-1　调整体位

托盘是用以放置印模材料，直接放入患者口内采取印模的工具。取印模前，应按患者牙弓大小、形状、高低和印模材料的不同，选择合适的托盘。如无合适的成品托盘可选，则需要为患者专门制作个别托盘。成品托盘有各种大小、形状和深浅，但选择时要尽量与牙弓协调一致。托盘与牙弓内外侧应有3~4mm间隙，以容纳印模材料。其翼缘不宜过长，不应妨碍唇、颊和舌的活动，在其唇、颊系带部位亦应有相应的切迹。上颌托盘后缘应盖过上颌结节和颤动线，下颌托盘后缘应盖过磨牙后垫区。如果个别托盘某个部位与口腔情况不太适合，可以用技工钳调改，或用蜡、印模膏加添托盘边缘长度，必要时还可用蜡或

体位调整

术前准备

托盘选择

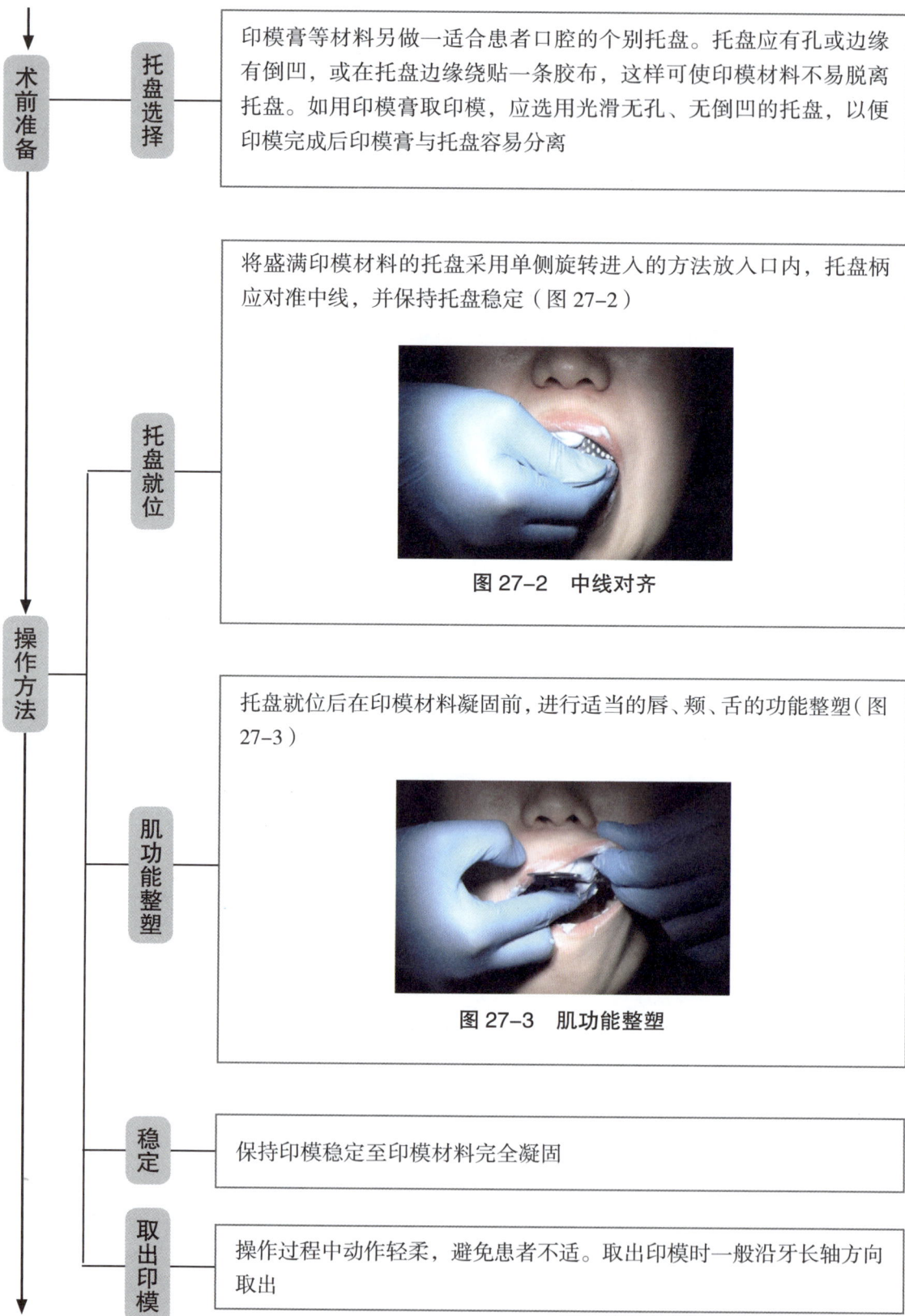

术前准备

托盘选择

印模膏等材料另做一适合患者口腔的个别托盘。托盘应有孔或边缘有倒凹，或在托盘边缘绕贴一条胶布，这样可使印模材料不易脱离托盘。如用印模膏取印模，应选用光滑无孔、无倒凹的托盘，以便印模完成后印模膏与托盘容易分离

操作方法

托盘就位

将盛满印模材料的托盘采用单侧旋转进入的方法放入口内，托盘柄应对准中线，并保持托盘稳定（图 27-2）

图 27-2　中线对齐

肌功能整塑

托盘就位后在印模材料凝固前，进行适当的唇、颊、舌的功能整塑（图 27-3）

图 27-3　肌功能整塑

稳定

保持印模稳定至印模材料完全凝固

取出印模

操作过程中动作轻柔，避免患者不适。取出印模时一般沿牙长轴方向取出

操作方法

检查印模

取出后检查印模完整性，是否清晰无泡。无脱膜变形（图27-4）

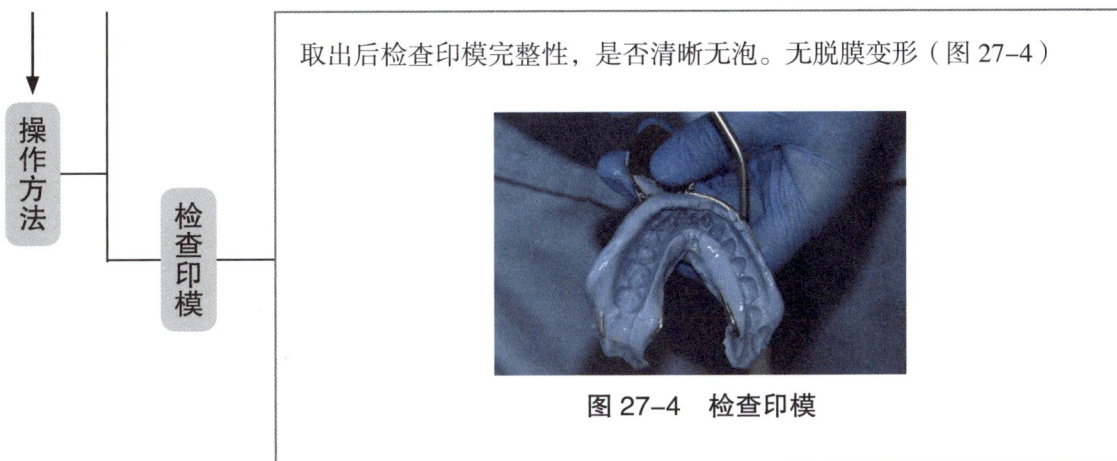

图27-4 检查印模

三、注意事项

（1）进行椅位灯光的调整。取上、下印模时应根据要求调整椅背倾斜方向和高低，以能使患者放松、医师操作方便为原则调整椅位。

（2）先调整椅位、灯光，然后再遵循无菌原则洗手、戴手套。洗手、戴手套顺序不能改变。

（3）在选择托盘时，应根据牙弓大小、高低、印模材料种类等选择合适托盘，并在口腔进行试颌。

（4）制取印模前嘱患者放松，告知如何配合。

（5）采用正确方法和粉液比例调拌印模材料。

（6）将盛满印模材料的托盘采用单侧旋转进入的方法放入口内，托盘柄应对准中线，并保持托盘稳定，并采取后方先就位前方后就位的顺序，将气泡和多余的材料从前方挤出。

（7）应在保持托盘稳定的基础上做肌功能整塑，用力不能过度。

（8）取出印模时应检查有无气泡、变形、脱模，印模表面是否光滑，工作区是否清晰等。

（9）制取印模完成后应清洁患者口腔和面部残留印模材料，整理工作台面。

知识链接

1. 口腔执业医师实践技能考试第二站口腔修复学考试内容 包括牙列印模制取和后牙铸造全冠的牙体预备。考试过程中注重考查考生无菌观念、爱伤意识、器械的正确使用和医患体位。本节牙列印模制取是基本操作技术项目的其中一项，为第二考站选考项目。

2. 评分标准（表27-1）

表27-1 牙列印模制取技术评分标准

班级		学生姓名		性别		年龄	
练习项目		项目细化		权重分	评分	备注	
牙列印模制取技术		调整体位		2			
		选择托盘		2			
		调印模材料		3			
		托盘就位		3			
		肌功能整塑		4			
		印模脱位		2			
		印模质量		4			
合计				20			
教师签名：							

测试题

单选题

1. 下列关于托盘选择不正确的是（　　）

A. 取印模前，应按患者牙弓大小、形状、高低和印模材料的不同选择合适的托盘。

B. 托盘与牙弓内外侧应有 3 ～ 4mm 间隙，以容纳印模材料。

C. 托盘应有孔或边缘有倒凹，这样可使印模材料不易脱离托盘。

D. 上颌托盘后缘不应盖过上颌结节和颤动线，下颌托盘后缘到达磨牙后垫前部。

正确答案： D

答案解析： 上颌托盘后缘应盖过上颌结节和颤动线，下颌托盘后缘到达磨牙后垫区。

2. 下列关于印模制取正确的是（　　）

A. 取上颌印模时医师可位于患者右前方或右后方

B. 调拌材料时手法和速度要正确，有排气泡的动作

C. 取出印模时沿牙长轴方向取出

D. 取出印模后无须清理，直接灌注模型

正确答案： C

答案解析： 取上颌印模时医师应位于患者右前方；调拌材料时手法和速度要正确，不用排气泡；取出印模时沿牙长轴方向取出；取出印模后应检查有无气泡、变形、脱模，印模表面是否光滑，工作区是否清晰等，清理后再灌注模型。

实训二十八

后牙铸造全冠牙体预备

后牙铸造全冠牙体预备是口腔修复诊疗中的一项常用基本技术，随着材料的发展和技术的进步，铸造全冠逐渐被取代，但铸造全冠牙体预备作为牙体预备过程中的基本技能，需要得到大家的重视。

技术操作

一、目的

通过对铸造全冠牙体预备的操作，掌握牙体预备的基本技能。

二、操作步骤

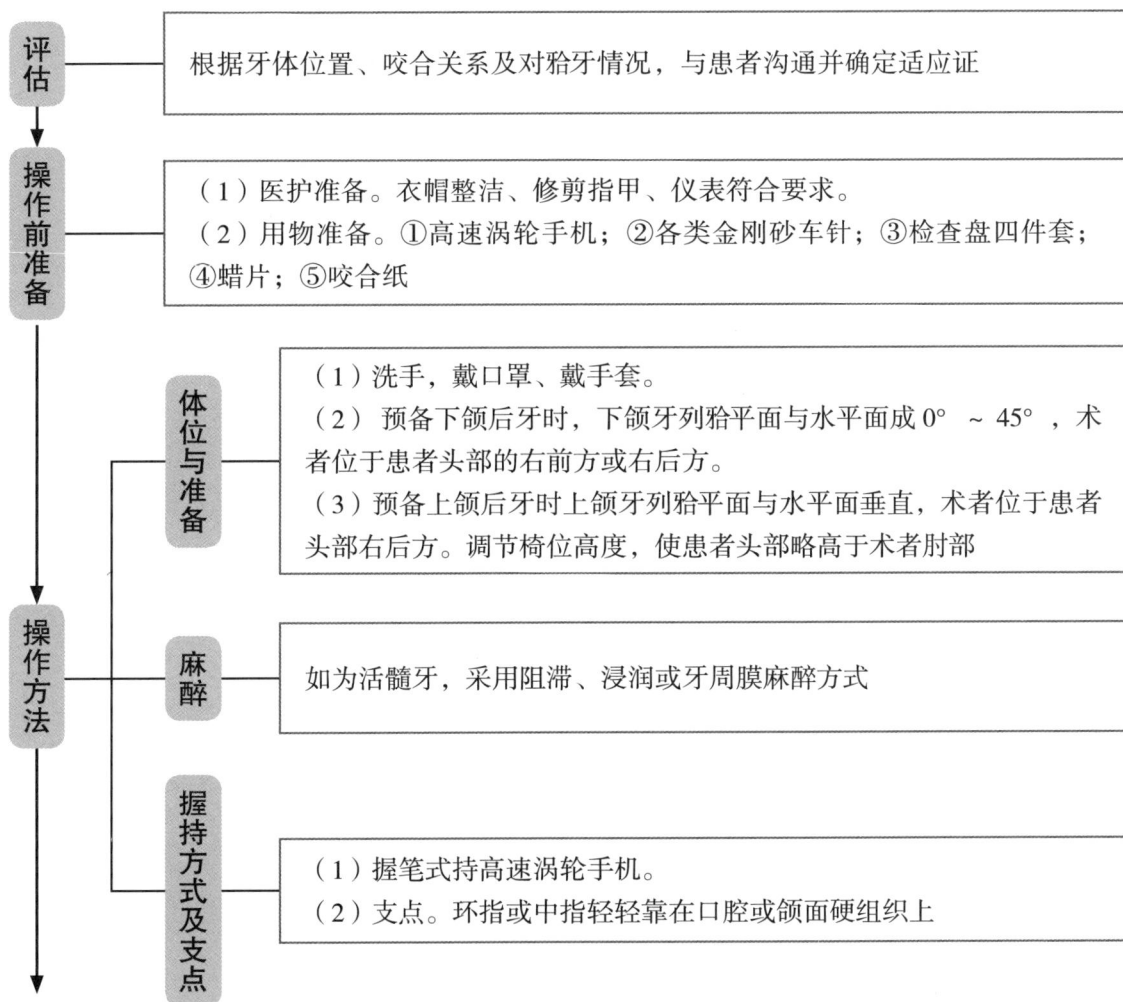

评估 —— 根据牙体位置、咬合关系及对颌牙情况，与患者沟通并确定适应证

操作前准备 ——
（1）医护准备。衣帽整洁、修剪指甲、仪表符合要求。
（2）用物准备。①高速涡轮手机；②各类金刚砂车针；③检查盘四件套；④蜡片；⑤咬合纸

操作方法

体位与准备 ——
（1）洗手，戴口罩、戴手套。
（2）预备下颌后牙时，下颌牙列𬌗平面与水平面成0°～45°，术者位于患者头部的右前方或右后方。
（3）预备上颌后牙时上颌牙列𬌗平面与水平面垂直，术者位于患者头部右后方。调节椅位高度，使患者头部略高于术者肘部

麻醉 —— 如为活髓牙，采用阻滞、浸润或牙周膜麻醉方式

握持方式及支点 ——
（1）握笔式持高速涡轮手机。
（2）支点。环指或中指轻轻靠在口腔或颌面硬组织上

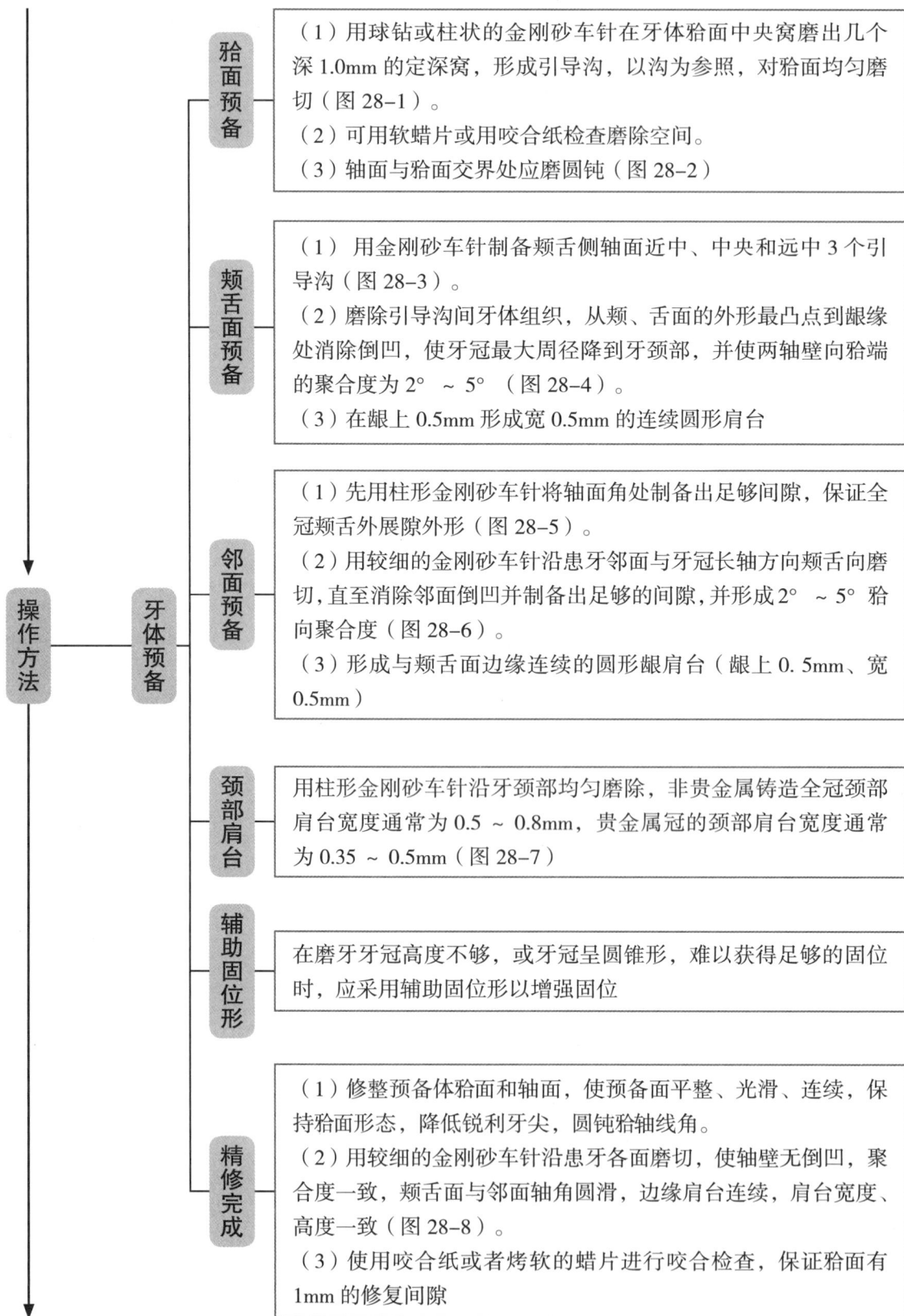

操作方法	牙体预备	殆面预备	（1）用球钻或柱状的金刚砂车针在牙体殆面中央窝磨出几个深 1.0mm 的定深窝，形成引导沟，以沟为参照，对殆面均匀磨切（图 28-1）。 （2）可用软蜡片或用咬合纸检查磨除空间。 （3）轴面与殆面交界处应磨圆钝（图 28-2）
		颊舌面预备	（1）用金刚砂车针制备颊舌侧轴面近中、中央和远中 3 个引导沟（图 28-3）。 （2）磨除引导沟间牙体组织，从颊、舌面的外形最凸点到龈缘处消除倒凹，使牙冠最大周径降到牙颈部，并使两轴壁向殆端的聚合度为 2°～5°（图 28-4）。 （3）在龈上 0.5mm 形成宽 0.5mm 的连续圆形肩台
		邻面预备	（1）先用柱形金刚砂车针将轴面角处制备出足够间隙，保证全冠颊舌外展隙外形（图 28-5）。 （2）用较细的金刚砂车针沿患牙邻面与牙冠长轴方向颊舌向磨切，直至消除邻面倒凹并制备出足够的间隙，并形成 2°～5° 殆向聚合度（图 28-6）。 （3）形成与颊舌面边缘连续的圆形龈肩台（龈上 0.5mm、宽 0.5mm）
		颈部肩台	用柱形金刚砂车针沿牙颈部均匀磨除，非贵金属铸造全冠颈部肩台宽度通常为 0.5～0.8mm，贵金属冠的颈部肩台宽度通常为 0.35～0.5mm（图 28-7）
		辅助固位形	在磨牙牙冠高度不够，或牙冠呈圆锥形，难以获得足够的固位时，应采用辅助固位形以增强固位
		精修完成	（1）修整预备体殆面和轴面，使预备面平整、光滑、连续，保持殆面形态，降低锐利牙尖，圆钝殆轴线角。 （2）用较细的金刚砂车针沿患牙各面磨切，使轴壁无倒凹，聚合度一致，颊舌面与邻面轴角圆滑，边缘肩台连续，肩台宽度、高度一致（图 28-8）。 （3）使用咬合纸或者烤软的蜡片进行咬合检查，保证殆面有 1mm 的修复间隙

操作后处理

器械整理　整理操作使用器械，丢弃污物

指导患者
（1）告知患者患牙防护措施。
（2）交代患者后期治疗计划

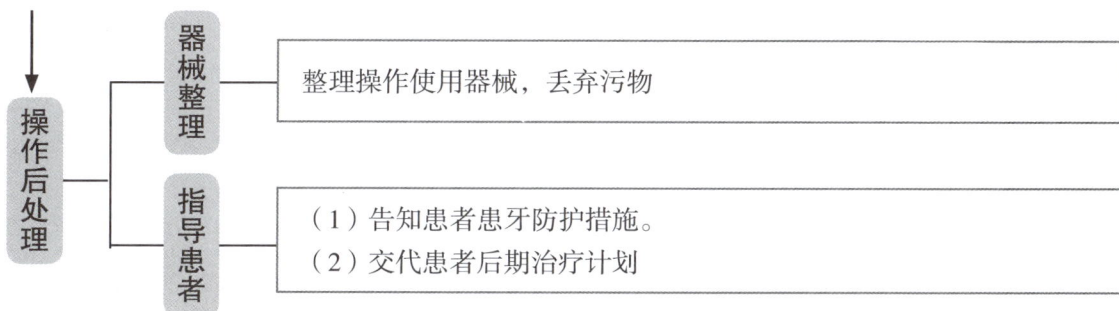

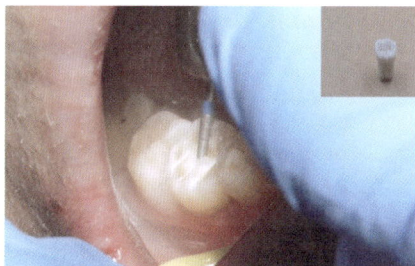

图 28-1　预备𬌗面引导沟

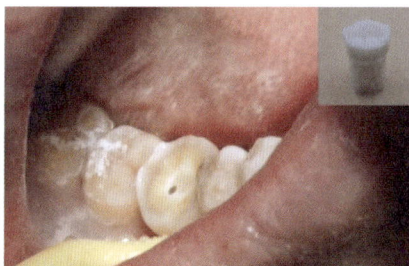

图 28-2　𬌗面预备后保持外形

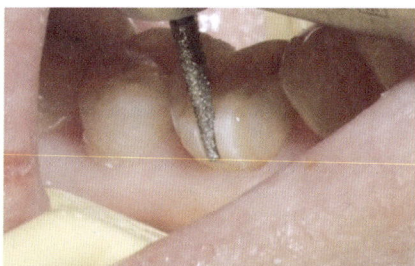

图 28-3　颊舌侧引导沟预备

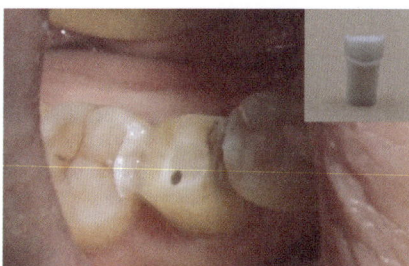

图 28-4　颊舌面预备后

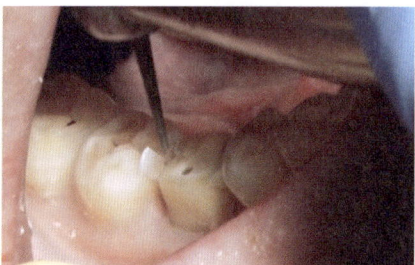

图 28-5　磨切邻面牙体

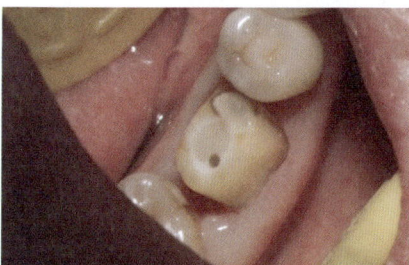

图 28-6　邻面预备后

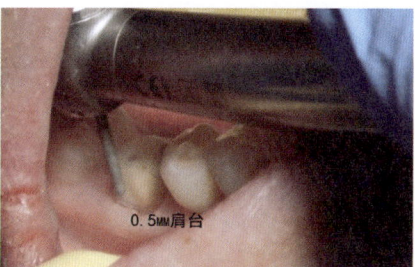

图 28-7　颈部肩台修整

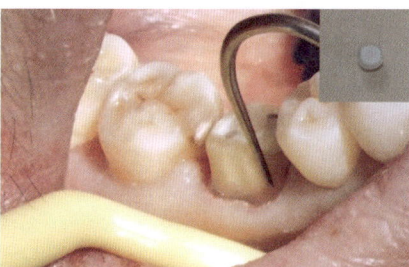

图 28-8　精修完成

三、注意事项

（1）预备时，支点要稳，间断磨除，喷水冷却。

（2）在正中殆、前伸殆及侧殆时均应有足够间隙。

（3）殆面在3个不同殆位上的殆面间隙及基本外形；轴壁有无倒凹；邻面及颊舌面殆向聚合度；颈部预备的宽度、均匀性、平滑度以及颈缘线的连续性；各个轴面角、殆缘嵴是否圆滑。

（4）聚合度超过30°或呈明显锥形的牙体预备，则预备结果为"0"分。

（5）如损伤邻牙邻面超过1mm，则预备结果为"0"分。

（6）在全冠牙体预备时注意规范操作，殆面预备应首先制备定深沟，轴面预备应首先制备引导沟。

知识链接

1.口腔执业医师实践技能考试第二站考试内容 包括基本操作技术和基本急救技术两大类。其中，后牙铸造全冠牙体预备作为一项基本操作技术，注重考查考生对牙体预备基本操作技能的掌握情况。

2.评分标准（表28-1）

表28-1 后牙铸造全冠牙体预备评分标准

学生姓名		性别		年龄		班级	
练习项目	项目细化			权重分	评分	备注	
体位准备	预备上颌牙体位；预备下颌牙体位			1			
麻醉	如为活髓牙，采用阻滞、浸润或牙周膜麻醉方式			2			
握持方式及支点	（1）握笔式持高速涡轮手机。（1分） （2）支点：环指或中指轻轻靠在口腔或颌面硬组织上。（1分）			2			
牙体预备	殆面预备（3分）；颊舌面预备（3分）；邻面预备（3分）；颈部肩台（3分）；辅助固位形（1分）；精修完成（2分）			15			
合计				20			
教师签名：							

测试题

一、单选题

1. 铸造全冠预备时，轴壁正常聚合角及颈部肩台分别的要求为（　　）

A. 0°；无肩台

B. 2°～5°；0.5～0.8mm 肩台

C. 2°～5°；0.8～1.5mm 肩台

D. 6°～10°；0.8～1.5mm 肩台

E. 6°～10°；1.5～2.0mm 肩台

正确答案： B

答案解析： 铸造全冠预备时，预备分两阶段进行，先从颊舌面外形最高点到龈缘处消除倒凹，再从外形高点处到𬌗缘，为修复体预备出足够的间隙，保持牙冠的正常外形，及咬合运动所需要的间隙，轴壁正常聚合度一般为 2°～5°。

2. 金属全冠戴用 2 天后，咀嚼时修复牙出现咬合痛，检查有明显叩痛，其原因为（　　）

A. 牙髓炎

B. 牙周炎

C. 咬合时有早接触点

D. 牙龈炎

E. 接触点过松

正确答案： C

答案解析： 咬合时有早接触，会使该牙承受较大的咬合力，形成𬌗创伤，因此，会有咬合痛、叩痛。咬合痛是症状，即患者自己的感觉，叩痛是体征，即医师检查得到的结果。

3. 牙冠修复体的邻面与邻牙紧密接触的目的不是为了（　　）

A. 防止食物嵌塞

B. 维持牙位、牙弓形态的稳定

C. 与邻牙相互支持、分散𬌗力

D. 保持每个牙各区的生理运动

E. 防止对𬌗牙伸长

正确答案： E

答案解析： 牙冠修复体的邻面与邻牙紧密接触的目的是防止食物嵌塞，维持牙位、牙弓形态的稳定，保持每个牙各区的生理运动，与邻牙相互支持并分散𬌗力，不能防止对𬌗牙伸长。

二、简答题

简述全冠修复的注意事项。

答：（1）活髓牙应先做局部浸润麻醉。

（2）预备时喷冷水降温以保护牙髓。

（3）夜磨牙和临床牙冠较短的患者应采用金属全冠修复。

（4）镍铬合金过敏的患者应采用钛或全瓷修复。

（5）注意冠边缘和邻接关系处理，以防龈炎和食物嵌塞。

实训二十九

后牙邻殆嵌体预备

邻𬌗嵌体在临床较为常见，应用也更为广泛，多用于后牙1个或2个牙面缺损、后牙邻面缺损、涉及边缘嵴的缺损或用于单面嵌体固位不足者。后牙邻𬌗嵌体包括近中𬌗、远中𬌗、颊𬌗、舌𬌗嵌体等。

技术操作

一、目的

通过对后牙邻𬌗嵌体预备的操作，掌握牙体各类嵌体预备的基本技能。

二、操作步骤

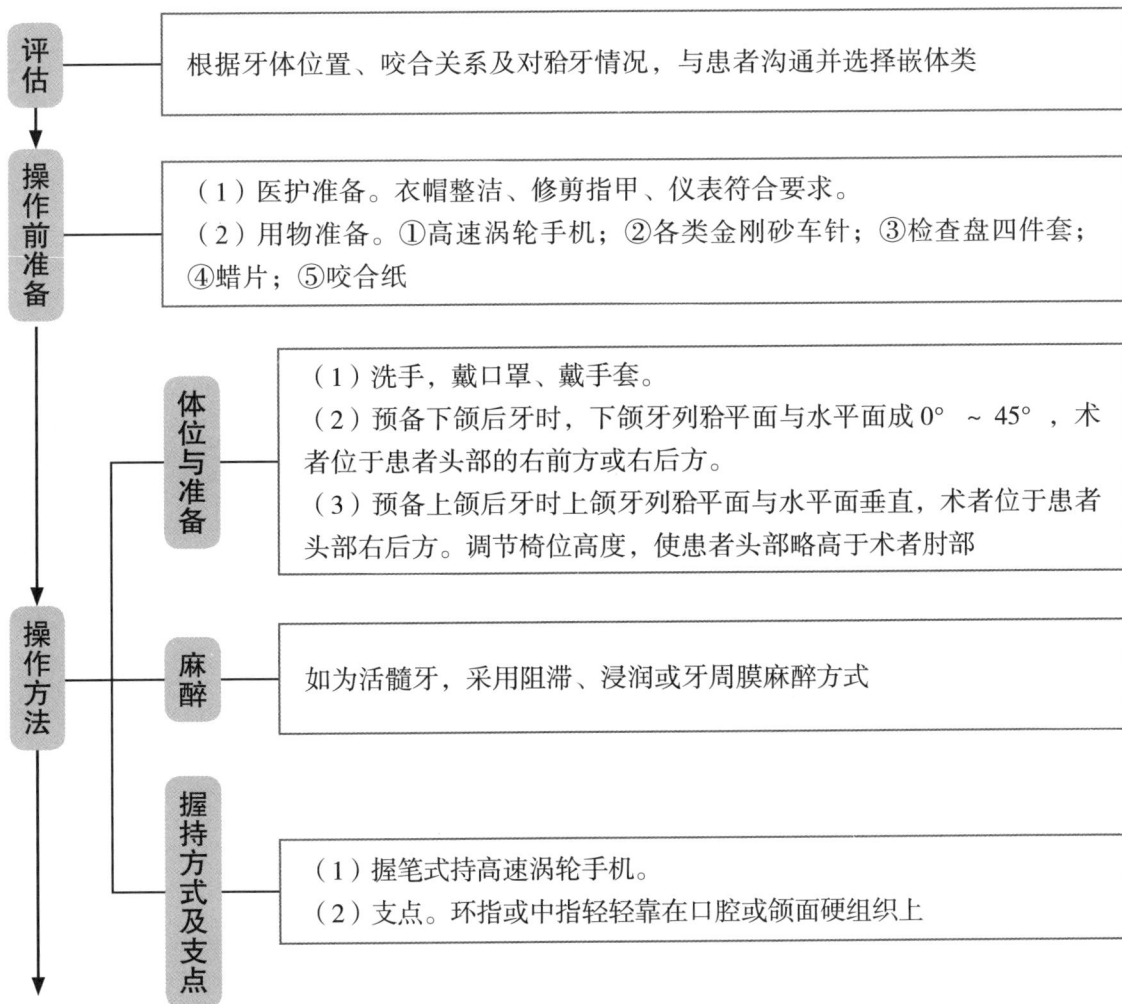

| 评估 | 根据牙体位置、咬合关系及对𬌗牙情况，与患者沟通并选择嵌体类 |

| 操作前准备 | （1）医护准备。衣帽整洁、修剪指甲、仪表符合要求。
（2）用物准备。①高速涡轮手机；②各类金刚砂车针；③检查盘四件套；④蜡片；⑤咬合纸 |

操作方法

| 体位与准备 | （1）洗手，戴口罩、戴手套。
（2）预备下颌后牙时，下颌牙列𬌗平面与水平面成0°～45°，术者位于患者头部的右前方或右后方。
（3）预备上颌后牙时上颌牙列𬌗平面与水平面垂直，术者位于患者头部右后方。调节椅位高度，使患者头部略高于术者肘部 |

| 麻醉 | 如为活髓牙，采用阻滞、浸润或牙周膜麻醉方式 |

| 握持方式及支点 | （1）握笔式持高速涡轮手机。
（2）支点。环指或中指轻轻靠在口腔或颌面硬组织上 |

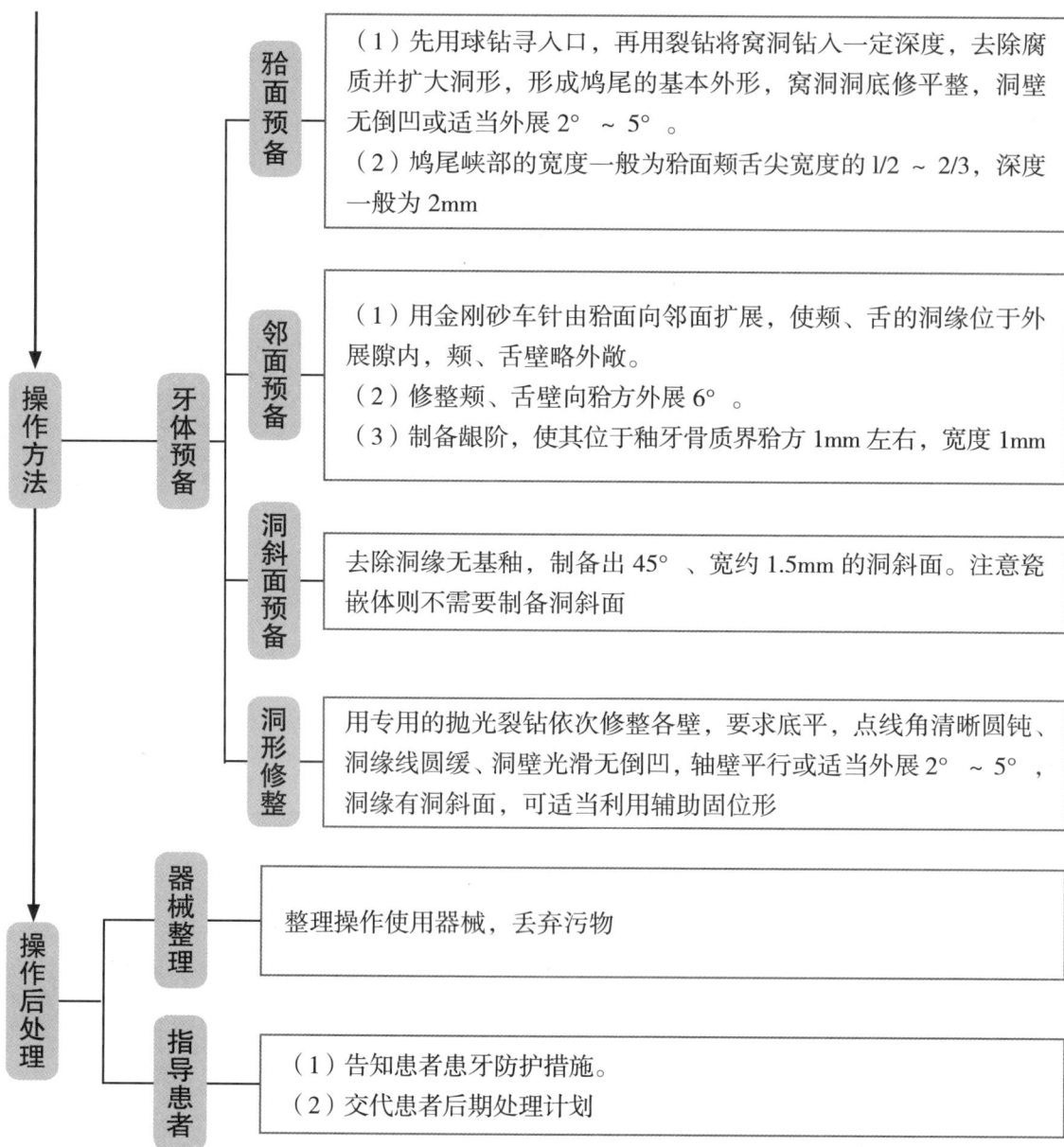

		𬌗面预备	（1）先用球钻寻入口，再用裂钻将窝洞钻入一定深度，去除腐质并扩大洞形，形成鸠尾的基本外形，窝洞洞底修平整，洞壁无倒凹或适当外展 2°～5°。（2）鸠尾峡部的宽度一般为𬌗面颊舌尖宽度的 1/2～2/3，深度一般为 2mm
操作方法	牙体预备	邻面预备	（1）用金刚砂车针由𬌗面向邻面扩展，使颊、舌的洞缘位于外展隙内，颊、舌壁略外敞。（2）修整颊、舌壁向𬌗方外展 6°。（3）制备龈阶，使其位于釉牙骨质界𬌗方 1mm 左右，宽度 1mm
		洞斜面预备	去除洞缘无基釉，制备出 45°、宽约 1.5mm 的洞斜面。注意瓷嵌体则不需要制备洞斜面
		洞形修整	用专用的抛光裂钻依次修整各壁，要求底平，点线角清晰圆钝、洞缘线圆缓、洞壁光滑无倒凹，轴壁平行或适当外展 2°～5°，洞缘有洞斜面，可适当利用辅助固位形
操作后处理	器械整理		整理操作使用器械，丢弃污物
	指导患者		（1）告知患者患牙防护措施。（2）交代患者后期处理计划

三、注意事项

（1）预备时，支点要稳，间断磨除，喷水冷却。

（2）应有足够洞型深度和固位形、抗力形。

（3）洞型修整应底平、壁直、点线角清晰圆钝，洞缘线圆缓。

知识链接

1. 口腔执业医师实践技能考试第二站考试内容　包括基本操作技术和基本急救技术两大类。本节后牙邻𬌗嵌体的牙体预备作为一项基本操作技术，注重考查考生对牙体预备基本操作技能的掌握情况。

2. 评分标准（表29-1）

表29-1　后牙邻𬌗嵌体的牙体预备评分标准

学生姓名		性别		年龄		班级	
练习项目	项目细化			权重分		评分	备注
体位准备	预备下颌后牙体位；预备上颌后牙体位			2			
麻醉	如为活髓牙，采用阻滞、浸润或牙周膜麻醉方式			1			
握持方式及支点	（1）握笔式持高速涡轮手机。（1分） （2）支点。环指或中指轻轻靠在口腔或𬌗面硬组织上。（1分）			2			
牙体预备	（1）𬌗面预备。鸠尾峡部位于邻缺损侧颊、舌尖之间；宽度为颊舌尖宽度的 1/2 ～ 2/3，小于邻面洞宽，小于膨大部洞宽；膨大部位于中央窝，颊、舌侧对称膨出；小于邻面洞宽；深度2mm。（5分） （2）邻面预备。颊、舌洞缘位于外展隙内，颊、舌壁略外敞，颊舌壁向𬌗方外展6°；龈阶位于釉牙骨质界𬌗方1mm左右（3分），龈阶宽度1mm（2分）。 （3）洞斜面预备。去除洞缘无基釉，制备出45°、宽约1.5mm的洞斜面。（3分） （4）洞形修整。用专用的抛光裂钻依次修整各壁，要求底平、点线角清晰圆钝、洞缘线圆缓、洞壁光滑无倒凹、轴壁平行或适当外展2°～5°，洞缘有洞斜面，可适当利用辅助固位形。（2分）			15			
合计				20			
教师签名：							

测试题

一、单选题

1. 关于嵌体洞斜面的描述中错误的是（　　）

A. 增加密合度

B. 位于牙本质内

C. 防止粘结剂被唾液溶解

D. 去除洞缘无基釉

E. 成 45° 角

正确答案： B

答案解析： 洞缘有斜面，一般在洞缘牙釉质内预备出 45° 斜面，斜面宽度约 1.5mm，并可根据殆面情况对斜面深度和角度进行适当调整。

2. 与银汞合金充填比较铸造嵌体的优点是（　　）

A. 机械性能优良

B. 固位好

C. 边缘线短

D. 牙体切割少

E. 制作方便

正确答案： A

答案解析： 银汞合金可以直接充填，铸造嵌体要牙体制备，印模制取，还要制作嵌体，最后才能粘固，两者相比较银汞合金充填更方便。嵌体的优点是机械性能优良。制作方面，银汞合金要比嵌体简单得多。

3. 嵌体洞壁必须有牙本质支持，其目的是（　　）

A. 增加固位力

B. 防龋

C. 增加摩擦力

D. 增加抗力

E. 增加覆盖面积

正确答案： D

答案解析： 牙本质支持主要是有厚度的保证，牙体组织多，能够抵抗较大的咬合压力，因此，对于牙本质支持的要求，主要是满足抗力形上的要求。

二、简答题

1. 简述嵌体预备时的注意事项。

答：（1）切磨时要有支点，注意保护口颊软组织。

（2）去净腐质并做预防性扩展。

（3）洞较深时，洞底不必求平，以护髓为主。

（4）洞外形应圆钝流畅。

（5）邻面预备时勿伤及邻牙。

（6）活髓牙预备时应注意保护牙髓。

（7）注意各轴壁、片切面、钉洞方向，应互相平行，与就位道方向一致，无任何倒凹。

2. 简述斜面预备的目的。

答：（1）去除洞缘无基釉，预防釉质折断。

（2）增加嵌体的洞缘密合性与封闭作用，防止粘结剂被唾液溶解，减少微漏的发生。但洞缘斜面不能过大，否则会降低轴壁深度，影响固位力。斜面一般起于釉质层的1/2处。

参考文献

1. 医师资格考试指导用书专家编写组.国家医师资格考试实践技能应试指南.北京：人民卫生出版社，2016.

2. 李华，赵树娟.口腔医师实践技能应试评分指南.上海：第二军医大学出版社，2015.

3. 赵依民，陈吉华.口腔修复学.7版.北京：人民卫生出版社，2012.

4. 张志愿，俞光岩.口腔颌面外科学.7版.北京：人民卫生出版社，2012.

5. 樊明文，周学东.牙体牙髓病学.4版.北京：人民卫生出版社，2012.

6. 孟焕新.牙周病学.4版.北京：人民卫生出版社，2012.

7. 胡德渝.口腔预防医学.6版.北京：人民卫生出版社，2012.

8. 易新竹.𬌗学.3版.北京：人民卫生出版社，2012.

9. 姚江武，麻健丰.口腔修复学.3版.北京：人民卫生出版社，2014.

10. 顾长明，杨家瑞.口腔内科学.3版.北京：人民卫生出版社，2014.

11. 胡砚平，万前程.口腔颌面外科学.3版.北京：人民卫生出版社，2014.

12. 李月，吕俊峰.口腔预防医学.3版.北京：人民卫生出版社，2014.

实践技能附录

考站	项目	项目名称		项目数量	考试时间	分值		考试设备及方法
第一考站	无菌操作	戴手套		2	19分钟	2分	24分	口腔综合治疗台
		口腔黏膜消毒				2分		
	职业素质	仪表着装、交叉感染控制、爱伤意识		3		3分		
	口腔检查	一般检查（4项）	探诊	5		13分		考生互相检查 填写口腔检查表
			扪诊					
			叩诊					
			松动度					
		特殊检查（6项选1项）	社区牙周指数（CPI）检查			4分		根据考官要求操作
			咬合关系检查					
			牙髓温度测试					
			颞下颌关节检查					
			牙周探诊					
			下颌下腺检查					
第二考站	基本操作技能	口腔基本技术（12项选3项）	磨牙Ⅱ类洞制备术	3	30分钟	33分	45分	离体牙
			开髓术					仿头模模型
			龈上洁治术					考生互做
			牙列印模制取技术					离体牙
			后牙铸造全冠的牙体预备					刷牙模型
			BASS刷牙法（必考项）					
			窝沟封闭术					离体牙、材料
			牙拔除术（含麻醉）					拔牙模型、器械
			口内缝合术					专用模型
			牙槽脓肿切开引流术					脓肿切开器械、专用模型
			颌面部绷带包扎技术（十字法、单眼法）					绷带、考生互做
			后牙邻𬌗面嵌体的牙体预备					离体牙
		基本急救技术（4项选2项）	血压测定（必考项）	2	7分钟	12分		考生互做
			吸氧术					医学模拟人
			人工呼吸					
			胸外心脏按压					
第三考站	辅助检查结果判读		医德医风	1	7分钟	2分	8分	多媒体考试
		牙髓活力测试	1. 温度测验 2. 电活力测验	2		2分		
		X线片	1. 正常影像 ①口内片；②全口曲面体层片 2. 口腔疾病的X线诊断 ①牙体硬组织疾病；②根尖周炎；③牙周炎；④阻生智齿；⑤颌骨囊性病变 3. 根管充填后牙片	1		2分		
		实验室检查	1. 血、尿、粪常规 2. 基本生化检验 ①血清电解质检查（K^+、Na^+、Cl^-）；②血糖；③红细胞沉降率 3. 肝功能肾功能 ①肝功能；②肾功能；③乙型肝炎病毒免疫标志物	1		2分		
合 计					80分钟	100分		

注：红色部分为执业考试内容，助理不考。